✽ 한평생 온 가족 건강을 위하여

성인병 예방과 체질개선을 위한
자연식 건강요법

현대건강연구회 편

太乙出版社

■ 책 머리에

자연식 건강요법이야말로 만병의 근본적 치유법

현대의학은 인간 본래의 자연치유력을 잊고 대증요법(對症療法)에 치우쳐 왔다. 확실히 개개의 증상에 대해서는 그 나름대로의 효능을 보여 왔음에 틀림없지만 그러나 그것은 그 증상에 대한 부분적인 즉효로 병 그 자체가 치료되었느냐 어떠냐는 별개 문제이다.

사실 여러 가지 폐해가 계속 일어나고 있어 '의료 공해'라는 말을 듣는 것도 신기하지 않은 오늘날이다.

이러한 시점에서 많은 사람들이 현대 의학에 의한 치료에 기대를 걸고 있는 한편, 근본적으로 체질을 개선하여 성인병 등의 각종 '현대문명병'들을 예방하거나 치료하고자 소위 자연식 요법이라는 것에 대해 관심을 갖고 있는 듯 하다.

그러다 보니 알로에, 녹즙, 과일생쥬스, 마늘, 버섯…… 등등으로 많은 '○○건강법'이 붐을 일으켰었다.

그렇지만 그것은 당연한 일이라고 생각된다. 그 중에는 붐에 편승하는 형편없는 책도 적지 않지만 그것은 차치하고 이들 건강법 붐의 배경에는 현대인의 현대의료나 현대의학에 대한 불신과 건강에 대한 간절한 소망이 느껴지기 때문이다.

이러한 맥락의 일환으로 받아들여져 온 '자연식 건강법'은 그러나 시대적 유행의 하나로 받아 들이기에 앞서서 의료계의 진로와도 상통하고 있어서 환영할 만한 것이라고 하겠다. 왜냐하면 앞으로의 새로운 의료법은 그간의 화학약제를 대신해서 진짜 식약(食藥)이 그 중심을 이루게 될 것이라는 관련 분야의 희망적인 예견이 발표되고 있기 때문이다.

그러나 유감스럽게도 이 방면의 연구는 아직 정식적인 학문의 영역으로서는 새롭고 미비한 점이 많아 혼동을 느낄 수 있는 게 사실이다.

따라서 어떤 음식의 약효에 대해서 완전히 상반되는 견해가 나온다. 예를 들면 버섯에 발암성이 있다든가, 암을 억제하는 작용이 있다든가 또는 고려 인삼은 혈압을 높인다든가, 높이지 않는다든가 하는 식으로 논의된다.

그러나 보다 많이 배운 사람은 그것이 각각 편견임을 알고 있다.

현대 의학의 약물 요법은 본래 대증요법이다. 병이 나타나는 몇 가지의 증상, 예컨대 두통, 발열, 설사……라고 하는 것 같은 개개 증상의 즉시 해소를 목적으로 연구·개발되어 왔다. 따라서 대증요법에서는 즉효성이 있어 우수한 효능을 발휘한다. 그러나 병의 본체 그 자체가 치료되었느냐, 그렇지 않느냐는 별개의 문제이다.

이런 이유로 '화학약제(化學藥劑)'라는 것이 가진 숙명적인 성격으로 새롭게 난치병이나 특이한 질환을 유발시키는데 한 몫을 하고 있다. 현재 의원병(醫原病)이라 불리는 것은 그 빙산의 일각에 불과하다.

인간이 시험관 속에서 지식을 동원하여 만들어낸 화학약제라는 것은 자연물인 우리들의 체세포에 있어서 본래 이물이다. 원칙적으로 그것은 받아들이지 않는 편이 좋다.

그러나 현대 화학은 이 유기물 합성이라는 위험한 승부에 열중하고 있다. 아마도 이것은 인류의 장래에 있어서 중대한 의미를 갖게 될 것이다.

원래 동물에게나 인간에게는 스스로 자신의 병을 치료하는 '자연 치유력'이 있기 때문에 자연스런 방법으로 이 기능을 높여서 문제를 해결하는 것이 가장 현명한 방법이다.

자연 치유력은 '정장(整腸)·정혈(淨血)'을 전제로 그 위력과 효험을 나타낸다.

'정장·정혈'은 정신요법, 식사요법, 물리요법 등의 자연 요법으로 가능하며 이것이 만병을 근본적으로 치료하기 위한 기본 원리이다.

따라서 여기에서는 건강을 지키고 병을 예방하기 위한 식이요법으로써 '자연식 건강요법'에 관한 이론과 과정, 실천요령 등을 소개하였다.

이 책이 현대 성인병을 예방함은 물론 만병의 예방, 치료서로 유용하게 활용되어서 든든한 장수(長壽)의 지렛대가 되기를 바란다.

편저자 씀.

❋ 차례 ❋

□ 머리말 7

제1부 체질을 개선하는 현미·채식 요법
(암에서 만성질환까지, 각기 효과적인 치료식단이 있다)

제1장 / 식사 요법의 원칙

식사요법 ① 병(病)이란 무엇인가 24

식사요법 ② 현미·채식의 포인트 29
  □ 현미·채식 30
    주식 31
    부식 31
  □ 물 32
  □ 약초차(藥草茶) 32
  □ 건강식품 32
    배아 32

엽록소 ·· 33
　　효소 ·· 33
　　미네랄 식품 ································· 33
　　식물유 ·· 33
　　고려 인삼 ····································· 34
　　로얄 제리 ····································· 34
　　프룬(prune) ·································· 34
□ 야채쥬스 ··· 34

제 2 장 / 4대(四大) 문명병(文明病)

문명병 ① 수명을 좌우하는 혈관·심장병 ·············· 38
□ 동맥경화증과 그 식사 요법 ··················· 39
　〈동맥경화증 치료에 좋은 식단〉 ············ 41
　〈그 외에 활용하기 바라는 유효 식품〉 ····· 42
□ 고혈압증과 그 식사 요법 ······················ 42
　〈고혈압증 치료에 좋은 식단〉 ··············· 44
　〈그 외에 활용하기 바라는 유효 식품〉 ····· 45
□ 뇌졸중과 그 식사 요법 ························· 46
　〈뇌졸중 치료에 좋은 식단〉 ·················· 48
　〈그 외에 활용하기 바라는 유효 식품〉 ····· 49
□ 빈혈증과 그 식사 요법 ························· 50
　〈빈혈증 치료에 좋은 식단〉 ·················· 53
　〈그 외에 활용하기 바라는 유효 식품〉 ····· 54

□ 심장병과 그 식사 요법 …………………………………… 54
　〈심장병 치료에 좋은 식단〉 ……………………………… 57
　〈그 외에 활용하기 바라는 유효 식품〉 ………………… 58

문명병 ② 체질이 관건인 알레르기성 질환 …………… 59
□ 알레르기란 무엇인가 ……………………………………… 59
□ 비자연식이 원인이 된 이상 체질 ………………………… 61
□ 천식(喘息)과 그 식사 요법 ……………………………… 62
□ 기관지염과 그 식사 요법 ………………………………… 63
　〈천식·기관지염 치료에 좋은 식단〉 …………………… 65
　〈그 외에 활용하기 바라는 유효 식품〉 ………………… 66
□ 비염과 그 식사 요법 ……………………………………… 67
　〈비염 치료에 좋은 식단〉 ………………………………… 69
　〈그 외에 활용하기 바라는 유효 식품〉 ………………… 70
□ 습진과 그 식사 요법 ……………………………………… 70
　〈습진 치료에 좋은 식단〉 ………………………………… 72
　〈그 외에 활용하기 바라는 유효 식품〉 ………………… 74

문명병 ③ 암의 원인을 알면 두려움이 사라진다 ……… 75
□ 암은 피가 혼탁해지면서 일어난다 ……………………… 76
□ 잘못되어 있는 치료법 …………………………………… 77
□ 암의 증상과 진행방법 …………………………………… 79
　위암 ………………………………………………………… 79
　간암 ………………………………………………………… 80
　식도암 ……………………………………………………… 80

직장암 80
　　폐암 81
　　후두암 81
　　피부암 81
　　유방암 82
　　자궁암 82
□ 암의 식사 요법 82
　〈암 치료에 좋은 식단〉 85
　〈그 외에 활용하기 바라는 유효 식품〉 86

문명병 ④ 정신병(精神病)도 몸의 병 88
□ 노이로제 90
　　강박신경증 92
　　불안신경증 92
　　일반적인 신경질 92
　〈노이로제 치료에 좋은 식단〉 94
　〈그 외에 활용하기 바라는 유효 식품〉 94
□ 정서 장애 95
　　자폐증 97
　　등교 거부 97
　　난폭성 97
　〈정서장애 개선을 위한 좋은 식단〉 98
　〈그 외에 활용하기 바라는 유효 식품〉 98

제3장 / 날로 증가하고 있는 만성질환(慢性疾患)

만성질환 ① 건강의 척도, 위(胃)와 간장(肝臟) ···············*102*
  ☐ 동물성 단백질식(蛋白質食)으로 기능이 저하 ···············*103*
  ☐ 현미식·식물유(玄米食·植物油)가 유효 ···················*104*
  ☐ 위장병은 가장 치료하기 쉽다 ·····························*105*
  ☐ 소화란 생명 물질을 만드는 기능 ···························*106*
  ☐ 백미·육식으로 위장 기능이 저하 ···························*106*
  ☐ 낙천적인 마음을 가질 수 있는 비결 ························*108*
  ☐ 위장병과 그 식사 요법 ···································*109*
  ☐ 만성 위염 ···*111*
    위산과 점막에 병변(病變) ·······························*111*
    과산형(過酸型)과 저산형(低酸型) ·······················*112*
    〈만성 위염 치료에 좋은 식단〉 ·························*113*
    〈그 외에 활용하기 바라는 유효 식품〉 ···················*114*
  ☐ 위아토니(胃 atony) ····································*115*
  ☐ 위하수증(胃下垂症) ···································*116*
    〈위아토니·위하수증 치료에 좋은 식단〉 ·················*117*
    〈그 외에 활용하기 바라는 유효 식품〉 ···················*118*
  ☐ 위궤양·십이지장궤양 ···································*118*
    〈위궤양·십이지장궤양 치료에 좋은 식단〉 ···············*120*
    〈그 외에 활용하기 바라는 유효 식품〉 ···················*121*
  ☐ 간장병 ··*122*
    간장 기능이 스태미너를 좌우 ····························*122*
  ☐ 만성 간염 ···*124*
  ☐ 고단백질의 식사 요법은 잘못된 것이다 ·····················*125*

□ 술만이 해로운 것은 아니다 ·· 127
　〈만성 간염 치료에 좋은 식단〉 ······································ 128
　〈그 외에 활용하기 바라는 유효 식품〉 ···························· 129
□ 간경변증 ·· 129
　〈간경변 치료에 좋은 식단〉 ·· 131
　〈그 외에 활용하기 바라는 유효 식품〉 ···························· 132
□ 담낭염 ··· 133
□ 담석증 ··· 135
　〈담낭염·담석증 치료에 좋은 식단〉 ······························ 138
　〈그 외에 활용하기 바라는 유효 식품〉 ···························· 139

만성질환 ② 신장·교원병(腎臟·膠原病)과 신경통 ······ 140

□ 만성 신염(慢性 腎炎) ·· 141
□ 네프로제 ·· 142
□ 신경화증(腎硬化症) ··· 143
　〈신장병 치료에 좋은 식단〉 ·· 144
　〈그 외에 활용하기 바라는 유효 식품〉 ···························· 145
□ 요로결석증(尿路結石症) ·· 145
　〈요로 결석증 치료에 좋은 식단〉 ·································· 147
　〈그 외에 활용하기 바라는 유효 식품〉 ···························· 148
□ 방광염 ··· 149
　〈방광염 치료에 좋은 식단〉 ·· 150
　〈그 외에 활용하기 바라는 유효 식품〉 ···························· 151
□ 전립선 비대증 ··· 151

〈전립선 비대증 치료에 좋은 식단〉 *152*
〈그 외에 활용하기 바라는 유효 식품〉 *153*
□ 당뇨병 *154*
  〈당뇨병 치료에 좋은 식단〉 *158*
  〈그 외에 활용하기 바라는 유효 식품〉 *159*
□ 통풍(痛風) *159*
  〈통풍 치료에 좋은 식단〉 *162*
  〈그 외에 활용하기 바라는 유효 식품〉 *163*
□ 신경통 *164*
  좌골신경통 *166*
  상박신경통 *166*
  늑간신경통 *167*
  요복신경통 *167*
  안면신경통 *167*
  후두부신경통 *167*
  〈신경통 치료에 좋은 식단〉 *167*
  〈그 외에 활용하기 바라는 유효 식품〉 *168*
□ 교원병(膠原病) *169*
  만성 관절류마티즘 *170*
  엘리테마토데스 *171*
  류마티즘열(熱) *171*
  전신성 강피증(強皮症) *172*
  피부근염(皮膚筋炎) *172*
  다발성 동맥염 *172*

〈교원병 치료에 좋은 식단〉···173
〈그 외에 활용하기 바라는 유효 식품〉·································174

제 4 장 / 만성증후군(慢性症候群)과 식이요법

증후군 ① 눈에 일어나는 장애(障碍) ·····························178
□ 녹내장(綠內障) ··179
□ 백내장(白內障) ··179
□ 근시(近視)·원시(遠視) ···180
□ 약시(弱視) ···181
〈눈의 장애를 개선하기 위한 좋은 식단〉·························181

증후군 ② 치질(痔疾)에 관하여 ··183
□ 치핵(痔核 ; 수치질) ···184
□ 치루(痔漏 ; 암치질) ···185
□ 열항(裂肛) ···185
〈치질 치료에 좋은 식단〉···185

증후군 ③ 변비(便秘)에 관하여 ··187
〈변비 치료에 좋은 식단〉···190

증후군 ④ 불면증(不眠症)에 관하여 ·······························191
〈불면증 치료에 좋은 식단〉···194

증후군 ⑤ 치조농루(齒槽膿漏)에 관하여 ······················196
〈치조농루 치료에 좋은 식단〉···197

증후군 ⑥ 요통(腰痛)에 관하여 ·················· 198
　〈요통 치료에 좋은 식단〉·················· 200

증후군 ⑦ 냉증(冷症)에 관하여 ·················· 202
　〈냉증 치료에 좋은 식단〉·················· 204

증후군 ⑧ 어깨 결림에 관하여 ·················· 205
　〈어깨 결림 치료에 좋은 식단〉·················· 207

증후군 ⑨ 피부질환(皮膚疾患)에 관하여 ·················· 209
　□ 진행성 지장각피증(指掌角皮症) ·················· 210
　□ 소양증(搔痒症) ·················· 211
　□ 동상 ·················· 212
　□ 여드름 ·················· 214
　〈피부병 치료에 좋은 식단〉·················· 215

제2부 성인병 예방을 위한 채식(菜食)의 다양한 효능

제1장 / 채식(菜食)은 혈액을 알칼리성으로 만든다

□ 당신의 혈액은 안전한가 ·················· 220
□ 왜 알칼리성 혈액이 되어야 하는가 ·················· 221
□ 채소는 피를 맑게 한다 ·················· 223
□ 야채는 먹는 화장품이다 ·················· 227

□ 난산(難産)은 육식을 한 탓이다 229
□ 몸냄새는 육식동물 특유의 냄새이다 231
□ 식생활 습관이 거친 성격을 만든다 233
□ 당신은 두뇌의 4분의 1밖에 사용하지 않는다 235
□ 지능지수 140의 아이 239
□ 저절로 수면시간이 짧아진다 240
□ 숙면하게 되면 머릿속이 깨끗해진다 241

제2장 / 채식(菜食)으로 비만체질을 개선한다

□ 비만이라는 무서운 병 248
□ 전쟁이 인간을 장수하게 한다? 252
□ 덩치만 큰 요즘의 고교생들 255
□ 현대인은 칼로리를 지나치게 섭취하고 있다 256
□ 고칼로리를 내는 첫번째가 육류이다 260
□ 터키탕에 가는 것보다 채식이 건강에 유익하다 262

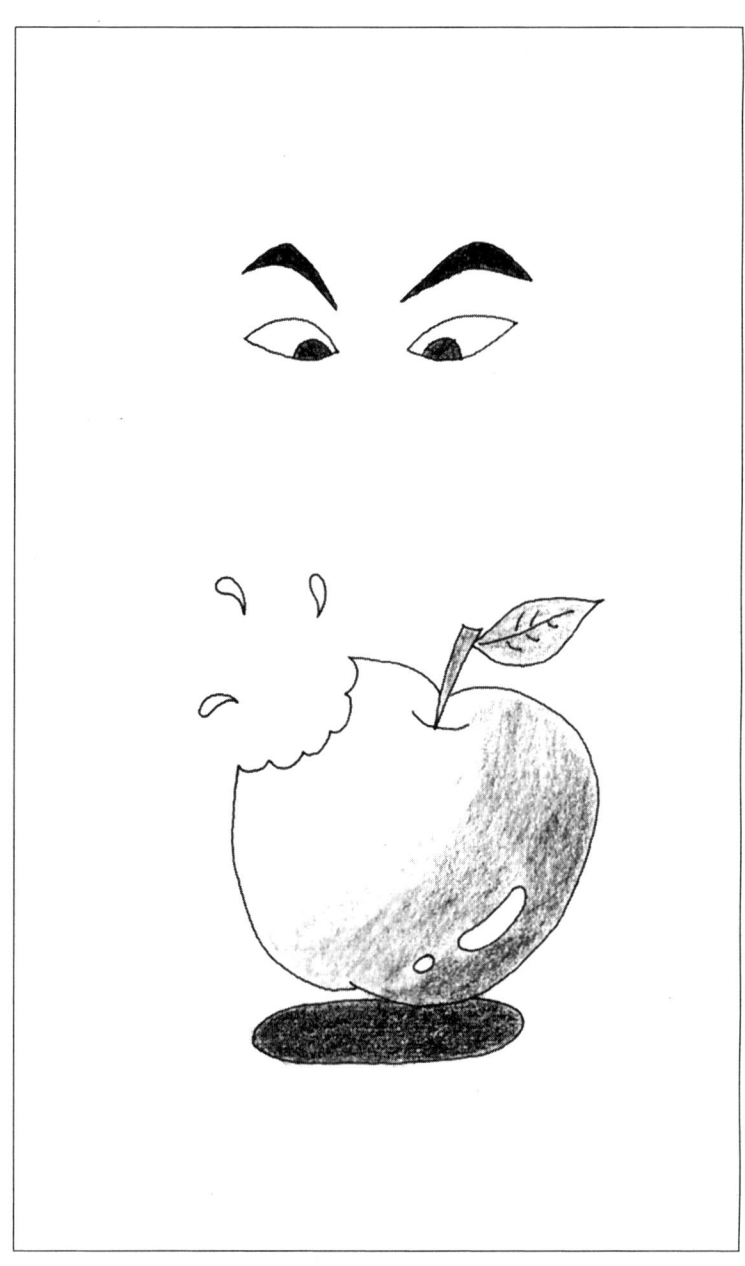

제 1 부

체질을 개선하는
현미·채식 요법

―암(癌)에서 만성 질환까지,
각기 효과적인 치료식단이 있다

제 1 장

식사 요법의 원칙

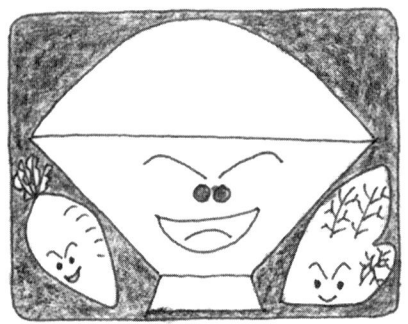

식사 요법 ①

병(病)이란 무엇인가

일반적으로 병이란 외인성 바이러스나 박테리아 그리고 내인성 자율신경실조나 내분비 장애 등의 원인으로 일어난 이상 상태라고 생각되고 있다.

병의 정의는 이것으로 끝난다. 하지만 병 치료법을 이끌어 내기 위해서는 한 걸음 더 파고 들어가서 생각해 볼 필요가 있다.

즉, 어째서 바이러스나 박테리아에 감염되었는가? 또는 어째서 자율신경이나 내분비 이상이 일어났는가? 하는 점이다.

그 생각을 계속 해 나가면 결국은 '체질의 약화'라는 한점에 귀착한다.

병의 근본 원인은 나쁜 체질에 있는 것이다. 체질이 나쁘기 때문에 자율신경이나 내분비의 기능 장애가 일어나고 체질이 나쁘기 때문에 바이러스나 박테리아에 감염되는 것이다.

병 그 자체는 본질적으로 나쁘지 않고 나쁜 것은 체질이다. 병은 나쁘지 않을 뿐 아니라 적극적인 의미조차 갖고 있다. 병에 걸리면 여러 가지 증상이 나타난다.

그것은 생리 기능의 뒤틀림을 바로 잡으려는 생체 반응의 표현이다.

예를 들어 두통, 복통 등의 통증은 경고 반응이고 발열이나 설사 등은 경고 반응임과 동시에 그것 자체가 치유 반응이기도 하다.

조금 더 구체적으로 설명하자.

혈액 중에 다른 종류의 동물의 이상 단백분자 및 그 유연물질 또는 바이러스나 박테리아 등이 침입하면 그들 체세포에 대한 작용으로 '발열'이라는 현상이 일어난다.

발열, 즉 체온을 높임으로써 몸은 해독 기능이나 배설 기능을 높여서 발열 물질을 신속하게 분해 처리하거나 배설한다.

또한 과식하거나 식중독에 걸리거나 하면 설사가 일어난다. 장점막에 대한 이상 자극이 가해지기 때문이지만 그 이상 자극을 일으킨 것은 모두 몸에는 유해한 것이다. 유해물을 가능한 한 빨리 체외로 배출하기 위해서 몸은 설사라는 비상 수단을 강구한다. 무턱대고 해열이나 설사 멈춤 처치를 하는 것은 좋은 일이 아니다.

이런 식으로 증상만을 제거하는 것은 병 치료에 도움이 되지 않는 경우가 많다. 하물며 약제(화학물질)를 사용하는 경우는 오히려 병을 질적으로 악화시킬 수도 있다.

병을 정말로 치유시키기 위해서는 체질을 강화해서 바이러스나 박테리아에 대한 저항성·동화 기능을 높이고 동시에 체내적인 이상도 일어나지 않도록 할 필요가 있다.

물론 통증이나 지각이상 등 엄청난 고통을 느낄 경우에는 그것들을 해소하기 위한 대증요법도 필요해진다. 그렇지만 그것은 어디까지나 체질을 악화시키지 않는 방법으로 보다 자연스러운 것이어야 한다.

그럼 체질의 강화란 구체적으로 어떻게 하면 될까? 한마디로 말하자면 '정장·정혈(整腸·淨血)'을 꾀하는 것이다.

혈액은 체내를 구석구석까지 순환해서 모든 체세포를 기르고 있다. 체세포의 기능 상태는 이 혈액의 성상(性狀) 여하에 따라서 좋게도 나쁘게도 된다.

이미 병에 걸려 있다는 것은 혈액 성상(性狀)의 이상으로 체세포의 기능이 흐트러져 있기 때문에 혈액 성상의 정상화 즉 정혈(淨血)을 꾀해 체세포의 기능을 바로 잡아 나가야 한다.

이 혈액 정화에 가장 큰 영향을 미치는 것은 장(腸)이다. 우리들의 장 속에는 각종의 그리고 무수하다고도 할 수 있을 만큼 다수의 장내 세균이 살고 있다.

이 장내 세균의 발육 상태가 정상이라면 몸에 필요한 성분을 효율 좋게 흡수하거나 불필요한 물질의 흡수를 억제하거나 해서 체성분(體成分)의 균형을 유지하고 비타민을 합성하며 입으로 침입한 유해균의 활동도 저지할 수 있다.

이들 기능이 충분히 이루어지지 않을 때에 피는 더러워진다. 따라서 병을 근치(根治)하기 위해서는 장내 세균의 생육 상태를 정상화하는 것 즉 정장(整腸)이 꼭 필요해진다.

그럼 정장·정혈을 하기 위해서는 어떻게 하면 좋을까?

먼저 식사 내용을 개선하는 것이 우선이다. 고기·우유·달갈 등의 동물성 단백질 식품을 계속 섭취하고 있으면 내장 기능은 덜커덩거리면서 만성병을 일으키게 된다. 그렇지만 현미, 야채, 해초 등 식물성 식품 중심의 식사로 바꾸면 만성병은 재미있게도 산뜻하게 회복되어 간다.

이런 현상이 일어나는 것은 지극히 당연한 일이다. 우리들의 몸 세포는 모두 음식물로 만들어져 있고 인간은 원래 곡채(穀菜)식성의 동물이기 때문이다.

몸과 음식물의 관계는 흔히 자동차와 가솔린에 비유된다. 그러나 양자는 본질적으로 다른 것이다. 가솔린은 단순한 연료에 지나지 않지만 음식물은 에너지 공급원임과 동시에 몸 그 자체의 구성 요소이다. 따라서 음식물의 질을 바꿈으로써 몸의 성질·성능 즉 체질을 바꿀 수 있다.

또한 각 생물은 지구의 생태계 속에서 무엇을 음식물로 취해야 하느냐가 숙명 지워져 있다. 현재의 인간은 잡식을 하고 있지만 원래는 곡물과 채소류를 먹었던 동물이었다. 그것은 우리들의 이빨 형상이나 장의 길이 등에 분명히 나타나 있다. 본래의 식성에 보다 충실한 식생활을 할수록 몸의 기능 상태는 좋아진다.

육식 동물이 아닌 인간이 고기·우유·달걀 등의 동물성 단백질 식품을 과식하면 그것을 소화하기 위해 몸은 대단한 무리를 한다.

특히 중노동을 강요당하는 소화관은 과로로 결국에는 기능 감퇴에 빠진다. 그렇게 되면 적혈구의 산소 결합력은 약해져서 혈장단백은 이상하게 늘어나거나 줄어들거나 한다는 식으로 혈액의 성상도 달라지기 시작한다.

또한 백미, 백설탕, 정제염, 화학조미료 등의 비자연 식품도 장내 세균의 정상적인 성육을 방해하여 혈액을 더럽힌다.

이상으로부터도 알 수 있듯이 병은 식생활의 잘못으로 일어난다. 따라서 병을 치료하기 위해서는 식생활을 바로잡는 생활 즉 인간 본래의 식생활(현미·채식)로 바꾸면 된다.

음식이 바뀌어 그로 인해 혈액의 질이 변하면 당연히 체세포의 질도 변해간다. 체내의 장기 기관에 따라 다르지만 예를 들면 간장은 약 반달에 새 간(肝)이 된다. 두 발이나 손톱은 약 반년에 새로워진다.

이렇게 우리들의 조직장기는 항상 새롭게 다시 태어나고 있다. 따라서 얼마간의 장애가 있어도 항상 신선하고 양질의 혈액을 보내주면 병변이 일어나고 있는 세포도 자연히 건전한 세포로 대치되어 장애는 제거되어 간다.

이렇게 생각해 보면 자연스럽고 생리 기능의 실정에 맞는 올바른 음식으로 체질이 개선되는 것은 극히 자연스런 과정이라고 하겠다. 때문에 여러 가지 병이 식사 요법(현미·채식)으로 근본적으로 치료될 수 있는 것이다.

> **식사 요법 ②**
>
> # 현미·채식의 포인트

 현미·채식은 그냥 '현미식'이라고 불리는 경우도 있다. 그래서 단지 현미밥을 먹으면 된다고 오해하는 사람도 있다. 많은 영양학자의 현미식 비판도 그런 오해에 근거하고 있는 경우가 제법 많다.

 사실은 그렇지 않고 현미·채식이란 현미를 중심으로 해서 몸에 필요한 모든 영양성분을 과부족없이 섭취하는 식사법이다.

 따라서 현미 외에 근채류(根菜類), 엽채류(葉菜類), 해초, 소어류(小魚類), 그 밖의 각종 식품을 섭취해야 하며 그것들을 보다 효과적으로 섭취하기 위한 일정 원칙이 있다.

 또한 현미·채식으로 우리들의 선조·선배들은 건강을 유지하고 병을 회복해 왔다. 따라서 우리들이 현미·채식을 실행하는 데 있어서는 그들의 가르침이 큰 참고가 된다.

 그러나 그대로 답습하면 불충분하다. 즉 단지 현미와 야채만 먹고 있어서는 절대적 건강은 얻을 수 없다. 왜냐하면 지금 우리들은 공해 시대에 살고 있기 때문이다.

 공해 물질로부터 몸을 지키기 위한 지혜를 새롭게 식생활에 살려 나가야 한다.

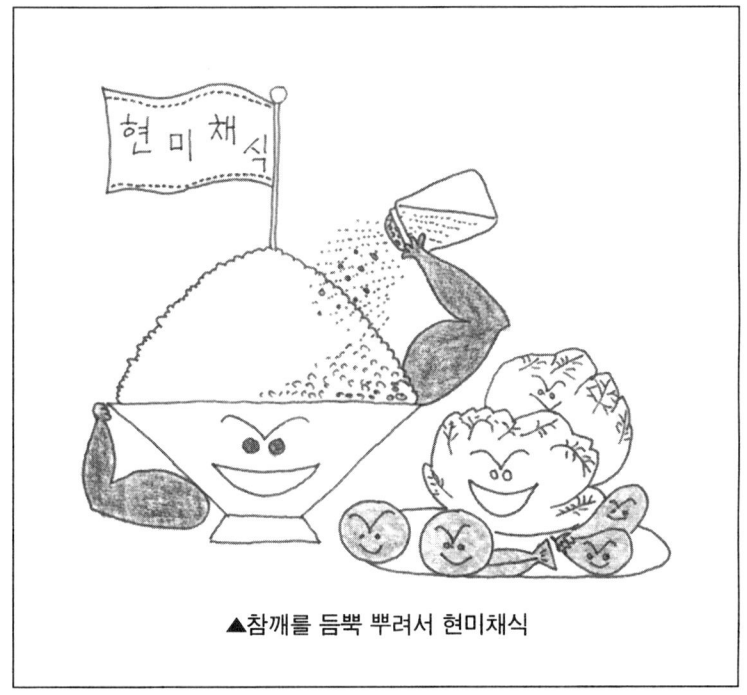

▲참깨를 듬뿍 뿌려서 현미채식

 결국 현대에 있어서 현미·채식은 현미·채식을 하고 그와 동시에 건강식품, 약초차, 야채 쥬스를 활용하는 것이 중요하다. 만성병의 식사요법을 실천할 경우에 특히 유의해야 할 사항이다.

 ☐ **현미·채식**

주식

현미에 2할 이상의 잡곡이나 콩류를 넣어서 지은 현미밥.

현미에 섞는 것으로서는 율무, 팥, 검은콩, 현맥(쓿지 않은 보리), 귀리, 좁쌀 등이 적당.

현미 수프, 현미떡을 이용해도 좋다.

때로는 메밀, 호밀빵 등으로 해도 좋다.

어느 경우나 검은깨와 굵은 소금을 볶아서 만든 깨소금을 충분히 뿌려서 잘 씹어 먹는다.

부식

계절 야채, 해초류, 어패류(특히 새우나 뱀장어) 등을 섭취하되, 작은 동물을 중심으로 한다. 야채는 각 병에 유효한 것을 적극적으로 섭취하도록 한다. 가능한 한 야채를 많이 섭취한다.

조미료는 식품 첨가물을 사용하지 않고 옛날 그대로의 방법으로 만든 양질의 된장, 간장, 식물유를 이용한다. 소금은 굵은 소금을 이용한다. 감미를 낼 경우는 흑설탕, 꿀, 맥아당을 이용한다(가능한 한 소량).

뭐든지 날(生)로 먹을 필요는 없다. 만성병의 경우는 오히려 삶거나 기름에 볶아서 가열하여 이용하는 편이 효과적이다. 단 동물성 식품(어패류)을 섭취할 경우는 샐러드나 무침으로써 생야채를 곁들이는 편이 좋다.

생야채 속의 유효 성분을 대량으로 섭취할 생각이라면 야채 쥬스가 효과적이다.

□ 물

양은 대량으로 지나치게 섭취하지 말 것. 그러나 무리하게 제한할 필요도 없다. 마시는 물, 요리에 사용하는 물, 약초차를 달이는 물은 수도물 등을 그대로 이용하지 말고 다음과 같이 처리한 후 이용한다.

적당한 용기에 태양석(자연식품을 파는 가게 등에서 입수할 수 있다)을 넣고 하룻밤 이상 놓아 둔다. 이 조작으로 염소나 그 밖의 부자연물이 돌에 흡착되어 물의 미네랄 성분이 증가한다.

□ 약초차(藥草茶)

각 질환에 맞는 약초차를 달여서 차 대신 마신다. 약초 20~30g을 1일량으로 해서 600~800cc의 물에 약 30분간 달여 찌꺼기를 거른 다음에 마신다.

□ 건강 식품

우리나라 사람들의 체질적 결함을 보충하는 '배아', '엽록소', '효소' 외에 각 질환에 유효한 건강 식품을 섭취한다.

배아

쌀의 생명이 살고 있는 곳이다. 각종 비타민, 미네랄, 효소 등 생명 활동에 필요한 물질의 대부분이 포함되어 있다. 혈액

성상의 이상을 바로잡는 작용이 크기 때문에 특히 기초 체력 증강, 혈관의 회춘, 성기능 강화에 현저한 효과가 있다.

엽록소

동물성 단백질 식품(고기·우유·달걀)의 대사성 노폐물을 중화하고 산독화(酸毒化)한 혈액을 급속하게 정화하는 작용이 있다. 담배나 술의 독을 무독화하는 효과도 있다. 또한 체세포를 부활해서 피로회복에 뛰어난 효과를 보인다.

효소

육식으로 인해 효소 활성이 현저하게 저하돼 있는 혈액, 간장, 신장 그 밖의 내장의 효소 활성을 높여 그들의 기능 회복, 증강을 꾀한다. 또한 장내의 부패를 막고 혈액을 정화하는 효과도 크다.

미네랄 식품

미네랄을 종합적으로 보급해서 장내의 이상 발효, 배설 장애를 방지하고 혈액을 깨끗하게 하므로써 자율 신경, 내분비 기능의 정상화를 꾀한다.

식물유(植物油)

리놀산, 리놀레인산 등의 불포화 지방산이 혈중의 과잉 중성 지방이나 혈관벽에 침착한 콜레스테롤을 씻어내 혈관의 노화를 방지한다. 담즙의 분비·배설을 스무드하게 해서 간(肝)

기능을 높인다.

고려 인삼
게르마늄 등의 특수한 약효성분이 전신의 신진대사를 높여 자연치유력을 크게 강화한다. 혈액을 생성하는 기능을 활성화 시키기 위한 보혈 효과가 크고 몸을 따뜻이 해서 원기를 강화한다.

로얄 제리
활성형의 비타민, 미네랄, 아미노산이 풍부하게 포함되어 내분비 기능의 정상화에 위력을 발휘한다. 위장 기능이 높아지고 자율신경실조도 회복되기 때문에 정신의 안정화에도 탁월한 효능이 있다.

프룬(prune)
철, 동, 망간 등의 미네랄이 풍부하고 강력한 정장 작용이 있다. 혈액 pH를 정상화하는 효과도 있고 체력 보강에 효과가 있다.

□ 야채 쥬스

쥬스란 야채, 과일을 짠 그대로의 즙을 말하며 물은 전혀 넣지 않는다. 병 회복에 효과가 있는 것도 이런 쥬스이다. 장에 부담을 주지 않고 그냥 먹는 경우보다 훨씬 대량의 유효 성분을 섭취할 수 있는 것이 최대의 이점이다.

　비타민이나 미네랄, 효소 그 밖의 유효 성분의 활성 손실을 줄이기 위해서 가능한 한 재빨리 만들고 만든 후 곧 마시는 것이 중요하다.

　그러기 위해서는 쥬서기를 사용하면 편리하다. 쥬서기로 만든 것에는 가는 섬유가 적당히 포함되기 때문에 장에 대한 자극도 이상적이고 흡수력을 높임과 동시에 배설도 스무드하게 이루어진다.

　마시기 쉽게 하기 위해서 계절 과일을 넣어도 좋지만 어디까지나 야채를 주체로 할 것. 또한 마시기 쉬우면서도 실제로 효과가 크기 때문에 원칙적으로 당근과 사과를 기조로 하는 것이 바람직하다. 굵은 소금, 꿀, 당밀 등을 이용해서 기호에 맞게 조미한다.

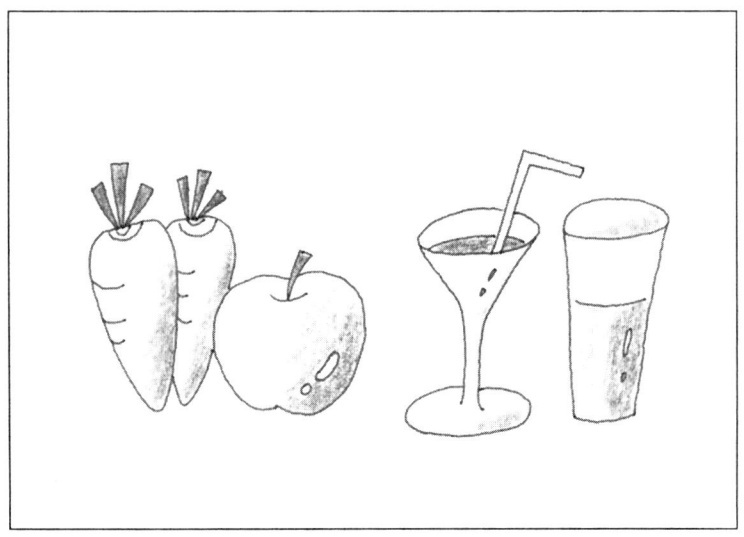

> 자연식 상식

❖ 적정 체중이란

적정체중이란, 인간이 가장 쾌적하게 활동하기 쉬운 체중으로 사람에 따라 차이가 있지만 어른인 경우 신장에서 105를 뺀 수가 이상 체중이라고 한다.

그러나 동양인의 골격과 최근 들어 군살이 붙은 것을 감안해서 신장에서 107을 뺀 수가 이상적이라고 여겨지고 있다.

❖ 잠자기 전에 다시마를 먹는다

수면은 피로회복을 위해서 필수불가결하다는 것을 모르는 사람은 없을 것이다. 자기 전에 폭음폭식을 하면 내장기관을 비롯해 모든 신체기관이 과중한 노동을 강요받는다.

마치 자면서 구보를 하고 있는 것 같다. 그때 다시마를 먹으면 타액의 분비가 촉진되면서 미네랄이 풍부하기 때문에 혈액의 움직임이 활발하게 된다. 그 때문에 피로 회복이 충분히 되어 숙면할 수 있고, 수면은 단시간으로 충분해진다.

제 2 장

4대(四大) 문명병(文明病)

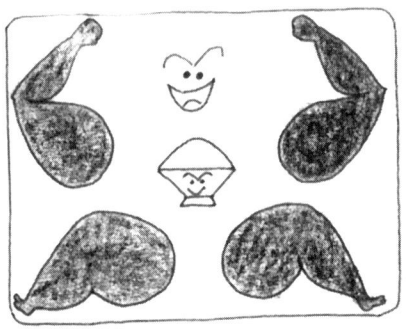

문명병 ①

수명을 좌우하는 혈관·심장병

'사람은 혈관과 함께 나이를 먹는다'라고 할 만큼 혈관의 기능 상태는 건강 상태를 크게 좌우한다. 혈관은 혈액의 통로일 뿐 아니라 혈액과 조직 세포 사이의 물질 교환이 그 벽을 통해 이루어지고 있기 때문이다.

또한 심장은 원래 혈관의 일부가 부풀어서 출현한 기관이다. 따라서 본질적으로는 혈관과 같지만 특수한 기능을 하도록 되어 있다.

어쨌든 혈관과 심장은 직접 체세포를 생성하고 있는 혈액의 살아 있는 용기로 그 성상이나 기능에 직접적으로 영향을 미치는 기관이기 때문에 장애가 일어난 채로 방치해 두는 것은 매우 위험한 일이다.

다음에서는 혈관과 심장의 이상으로 일어나는 동맥경화증, 고혈압증, 빈혈증, 뇌졸중, 심장병에 대해서 차례대로 설명하였다.

□ 동맥경화증과 그 식사 요법

　동맥경화라는 것은 동맥의 노화 현상이다. 오래 사용한 고무 호스가 너덜너덜해지는 것과 같은 현상이 혈관에 일어나는 것이라고 생각하면 된다.
　혈관은 전신의 조직 기관에서 모세혈관이 되어 그 벽세포의 특수한 작용으로 조직에 필요한 영양을 보내거나 노폐물을 받아 들이고 있다.
　동맥경화가 일어나면 혈관의 탄력성이 저하하기 때문에 혈액순환이 나빠져서 조직으로의 영양·산소의 보급이 불충분해진다.
　그러나 나이를 먹었다고 해서 반드시 동맥경화가 된다고는 할 수 없다. 그것은 살아 있는 혈관과 고무 호스와는 결정적인 차이가 있기 때문이다. 혈관은 살아 있는 세포로 구성되어 있어 늘 신진대사에 의한 회춘이 도모되고 있기 때문이다. 그러나 영양장애로 이 회춘이 일어나지 못하게 되면 경화가 일어난다.
　특히 혈관에 콜레스테롤이나 중성지방 등이 침착(沈着)하면 석회화가 일어나서 경화(硬化)되기 쉬워진다. 일반적으로는 동물성 지방 등 콜레스테롤을 많이 포함하는 식품을 다식(多食)하는 것이 원인이라고 한다.
　또한 동물성 지방뿐 아니라 동물성 단백질 식품 또한 좋지 않다.
　아울러 정백(精白)식품의 과다한 섭취도 큰 원인이 된다. 특히 백설탕은 동맥 중의 인슐린을 빼앗아서 동맥벽에 지방변성을 일으키는 작용을 한다.

동맥경화는 전신의 동맥에 일어난다. 그러나 굵은 동맥보다 가는 동맥에 일어나기 쉽다. 특히 내장에 분포해 있는 동맥에 경화가 일어나면 중대한 장애를 낳는다.

예컨대 심장을 둘러싸고 있는 관상동맥에 경화가 일어나면 협심증, 심근경색, 심부전 등이 일어난다.

신장에 일어나면 신장 위축이나 만성신염 등에 걸리기 쉬워진다.

다리 혈관에 일어나는 경우도 요즘은 매우 많아졌다. 이 경우는 다리가 저리거나 이상하게 차갑게 느껴지거나 또 보행 상태가 이상(간헐성 파행)해진다.

또한 뇌 동맥에 경화가 일어나면 뇌연화(腦軟化)를 일으킨다. 이것은 동맥경화의 종착역이다. 현기증, 두통, 불면 등의 증상부터 시작되어 마침내는 다리가 마비되거나 입이 잘 움직이지 않게 되거나 한다.

동맥경화에 걸리면 혈압도 높아진다. 혈관의 탄력성이 저하하면 혈압은 높아진다. 그리고 고혈압은 동맥벽의 지속적 긴장을 초래하여 동맥경화를 조장한다고 하는 상관 관계를 갖고 있다. 동맥경화가 있으면서 고혈압까지 걸리면 혈관은 파열되기 쉽다.

동맥경화를 치료하기 위해서는 동물성 단백질 식품, 백설탕 등의 정백식품의 과식을 중지하고 혈액의 흐름을 좋게 함과 동시에 혈관에 부착돼 있는 콜레스테롤을 씻어내 혈관의 탄력성을 소생시켜야 한다.

〈동맥경화증 치료에 좋은 식단〉

리놀산 등의 불포화지방산을 포함하는 식품은 쓸모없는 콜레스테롤을 씻어내 혈관의 경화를 방지한다.

칼슘, 불소를 많이 포함하는 식품은 혈관을 튼튼히 함과 동시에 혈액 순환도 좋게 해서 동맥경화를 해소한다.

주식

현미밥 = 현미 8, 율무 1, 팥 1의 비율로 짓는다.

메밀도 매우 좋다. 메밀에 포함되는 루틴이 모세혈관을 강화시킨다.

부식

참기름, 배아유 = 불포화지방산이 혈관에 침착한 콜레스테롤을 제거한다.

미역, 마른 김, 다시마 등의 해초류 = 알긴산(alginic acid)이 풍부해서 과잉 지방을 분해 처리한다.

표고버섯 등의 버섯류 = 피토스테린을 포함해서 동맥경화를 방지한다.

된장, 납두 = 리놀산, 레시틴, 효모를 포함해서 장내세균의 상태를 정상으로 하고 혈액을 깨끗하게 한다.

토마토, 피망 = 비타민 C, D가 풍부해서 혈관을 강화한다.

매실, 꿀 = 콜린, 비타민 K 등이 콜레스테롤을 녹인다.

〈그 외에 활용하기 바라는 유효 식품〉

무, 파, 양파, 부추, 시금치, 당근, 우엉, 연근, 호박, 미나리, 파세리, 셀러리, 머위, 양배추, 배추, 꼬투리, 완두콩, 차조기 잎, 아스파라거스 등.

약초차

음양곽, 삼백초, 감, 구기자를 달여 차 대신 마신다.

야채 쥬스

아스파라거스, 미나리, 양상추, 당근, 파세리, 셀러리, 크레송, 양배추, 차조기잎을 주로 한 쥬스는 장을 깨끗하게 하고 혈관의 회춘을 꾀한다.

사과, 귤류, 메론, 그 외 계절 과일을 넣으면 마시기 쉬워진다.

표고버섯 엑기스 등의 건강식품을 넣으면 보다 효과적이다.

□ 고혈압증과 그 식사 요법

성인이면서 건강한 사람의 최고혈압은 연령의 여하에 관계없이 120~130mmHg이다. 보통 정상적인 혈압은 자신의 나이에 90을 더하면 된다고 한다. 그러나 그것은 일반적 경향이지 이상적인 혈압치는 아니다.

혈압은 여러 가지 조건에 따라서 변화한다. 운동을 하면 상승하고 걱정거리가 있어도 높아진다. 또한 변의(便意)를 느끼기만 해도 혈압은 올라간다는 식이다.

우리들은 혈압을 올리는 조건에 둘러싸여 생활하고 있기 때문에 혈압측정에 있어서는 그 점을 충분히 주의해야 한다. 그러나 그런 문제를 고려한 후라도 요즘은 혈압이 이상하게 높은 사람이 매우 많다. 특히 젊은 세대에 고혈압자가 격증하고 있다.

혈압을 이상하게 높이는 것은 동물성 지방의 과잉섭취만은 아니다. 그것을 포함하여 동물성 단백질 식품의 과식이 또 하나의 원인이 되고 있다.

동물성 단백질 식품은 대사 과정에서 여러 가지 산성화된 물질이나 질소화합물 등을 배출하는데 우리들의 몸은 그런 노폐물을 완전하게는 배설할 수 없다. 그것들은 혈액중에 남아 있게 되기 때문에 필연적으로 혈액의 점조성(粘稠性)은 높아진다.

점조성이 높은 혈액이 일정한 내경혈관속을 이동하기 때문에 밀어내는 힘도 보다 강해야 한다. 심장에 가해지는 부담은 그만큼 커지는 것이다. 또한 혈관벽이 받는 혈압력(혈압)도 보다 강해져서 혈관도 보다 빨리 노화한다.

혈관이 노화(경화)한 데다 강한 압력(고혈압)이 가해지면 당연히 파열하기 쉬워진다.

일반적으로 고혈압 치료에는 여러 가지 혈압을 낮추는 약제가 사용되고 있다. 그러나 그것들은 일시적으로 증상을 가볍게 할 뿐이므로 증상과 약제의 악순환이 된다.

더구나 약물(화학약제)은 소화기관에 부담을 주고 혈관을 차게 한다. 결국 혈액성상을 혼란시켜 혈관의 노화를 촉진하여 오히려 고혈압증을 치료하기 어렵게 만들 가능성이 크다.

식생활을 개선함으로써 혈액의 성상 특히 점조성(粘稠性)을 정상화해서 심장·혈관에 대한 쓸데없는 부담을 제거하는 방법만이 고혈압증의 근본 요법이다. 그러기 위해서는 흰쌀밥이나 육식은 그만두고 현미·채식 위주의 식사를 해야 한다.

현재 육식이 과식되고 있는 것은 현대 영양학에서 고기가 스태미너원이라며 권장하고 있기 때문이다.

그러나 그것은 완전한 착각으로 실제는 혈관을 노화시켜 혈압을 높여서 반대로 몸을 지치게 하고 스태미너를 저하시키는 원인이다.

왜냐하면 탄수화물성 식품이라면 그대로 척척 소화 흡수되어 가는데 육류로는 일단 탄수화물로 변화한 다음에 다시 소화작용을 받게 된다. 이것은 우리들의 몸에 쓸데없이 과중한 부담을 주는 것이다.

〈고혈압증 치료에 좋은 식단〉

비타민 B류를 많이 포함하는 식품은 대사 기능을 높여 노폐물의 배설을 촉진해서 혈액의 산성화·독성화를 방지한다. 비타민 E, 칼슘을 많이 포함하는 식품은 혈액의 점조도를 낮추어 혈액 순환을 좋게 한다. 비타민 C, E, D를 많이 포함하는 식품은 혈관을 강화한다.

주식

현미밥＝현미 8, 검은콩 1, 팥 1의 비율로 짓는다.
또한 메밀도 좋다.

부식
다시마, 녹미채 등의 해초류＝요드가 많이 포함되어 혈중 콜레스테롤을 저하시킨다.

표고버섯 등의 버섯류＝피토스테린이 포함되어 과잉 콜레스테롤을 분해한다.

호박, 당근＝비타민 A, C, 칼슘이 많아 혈액성상을 정상화한다.

된장＝간(肝) 기능을 높여서 혈액 점조도(粘稠度)를 정상으로 한다.

부추, 차조기잎 등의 푸른 채소류＝각종 비타민·미네랄이 포함되어 혈액을 깨끗하게 한다.

토마토＝비타민 C, P가 풍부해서 혈관을 부드럽게 한다.

〈그 외에 활용하기 바라는 유효 식품〉
연근, 무, 미나리, 파, 양파, 피망, 마늘, 오이, 양배추, 셀러리, 머위, 콜리플라워(식용 꽃양배추), 가지콩, 레몬 등.

약초차
감, 구기자, 석결명(石決明), 삼백초를 달여서 차 대신 마신다.

야채 쥬스

양배추, 감잎, 토마토, 양상추, 당근, 파세리, 푸른 차조기, 녹색 아스파라거스, 레터스, 무청, 다시마물, 피망 등을 주로 한 쥬스는 레몬, 사과를 곁들이면 맛도 좋아지고 한층 효과적이다. 계절 과일을 곁들여도 좋다.

□ 뇌졸중과 그 식사 요법

뇌졸중에 걸렸다고 해서 당장 죽는 것은 아니다. 나이가 들어 중풍으로 반신불수가 되거나 언어장애로 부자유스런 생활을 하고 있는 사람들이 뇌졸중으로 죽는 사람들보다 많아서 수배에 이르고 있다.

뇌졸중은 뇌의 혈관 장애로 뇌경색, 뇌출혈, 지주막하출혈 등이 있다. 이러한 경우 뇌 혈관이 장애를 받기 때문에 의식이 침범당하거나 지각장애가 일어난다.

뇌의 혈관장애는 뇌혈관이 젊음을 잃고 약해져서 파괴되거나 혈관이 막혀서 영양이나 산소가 골고루 미치지 않게 되기 때문에 일어난다.

뇌혈관의 노화는 고혈압이나 당뇨병 등으로 동맥이 경화되는 기미가 있으면 일어나게 된다. 몸이 동맥경화를 일으키기 쉬운 상태가 되면 심장이나 신장과 함께 뇌에도 동맥경화가 매우 빨리 일어나게 된다.

또한 혈액의 조밀도와 점성(粘性)이 높아지거나 순환이 나빠지면 혈액은 혈관 내에서 응고하기 쉬워지고 그로 인해 혈관은 막히기 쉬워진다.

평소 병다운 병없이 건강에 자신을 갖고 동물성 단백질 식품을 왕성하게 먹고 맹렬히 일을 해 왔다고 하는 사람이 어느 날 갑자기 쓰러지는 경우가 많다.

건강한 사람은 대개 위장이나 간장이 튼튼하기 때문에 소화기능, 해독 기능이 왕성해서 육식을 계속하고 있어도 당장은 폐해가 나타나지 않는다. 게다가 고기는 스태미너의 공급원이라고 믿고 먹고 있기 때문에 그 암시 효과도 있어서 남보다 더 건강하게 활동할 수 있다.

그렇지만 마침내 육식의 폐해가 나타나서 쓰러지게 되는 것이다.

육식은 유해한 중간 산물을 대량으로 만들어 냄과 동시에 장내 세균을 악질화해서 혈액을 산성화·독성화시켜 점조성을 높이고 혈압도 이상하게 높게 한다.

그 때문에 혈전(血栓)이 생기기 쉬워지고 혈관은 경화하여 파괴되기 쉬워진다.

물론 뇌졸중 발작은 갑자기 일어나는데 병 그 자체는 서서히 진행한다.

육식 외에 흰쌀밥, 백설탕의 다식도 동맥경화를 일으키기 쉬워 뇌졸중의 원인이 되는 음식이다.

이들 유해식품의 섭취를 중지하고 현미·채식으로 바꾸어 뇌에 깨끗한 혈액을 자꾸 보내어 뇌, 동맥을 젊게 하여 탄력성을 강화시킬 필요가 있다.

뇌출혈은 뇌 속의 동맥이 경화한 부위에 높은 혈압이 가해져서 혈관이 찢어져 출혈하면서 그 부분에서부터 혈행(血行)

이 끊어져서 뇌조직이 파괴된다.

지주막하출혈은 뇌를 감싸고 있는 지주막과 그 밑의 유막 사이에 출혈이 일어나서 굉장한 두통이나 구역질이 일어난다.

뇌경색(뇌연화증)은 뇌혈관이 막히기 때문에 거기에서 혈행이 스톱하여 뇌가 변질, 연화한다.

뇌 동맥이 딱딱해진 부위에 혈전이 생겨서 막히는 '뇌혈전'과 뇌 이외의 부위에 이상이 생겨 거기에서 생겨난 조각이나 혈전이 흘러가서 뇌 혈관을 막히게 하는 '뇌경색'이 있다.

이전은 뇌졸중이라고 하면 뇌출혈이 압도적이었지만 요즘은 뇌경색이 늘어나서 두 경우의 발병율은 반반 정도의 비율이 되고 있다.

가끔 두통이나 현기증이 있고 그와 더불어 지각마비가 일어나는 것 같으면 먼저 뇌졸중의 징조로 생각해도 좋다. 이 시기에라도 갑자기 식생활을 전면 개선하면 발작도 방지할 수 있을 뿐만 아니라 아무런 장애도 남기지 않고 치유할 수 있다.

〈뇌졸중 치료에 좋은 식단〉

요드, 칼슘을 많이 포함하는 식품은 혈액을 정화하고 뇌의 혈액순환을 좋게 한다. 비타민 C, P, 리놀산을 많이 포함하는 식품은 뇌혈관의 경화를 방지한다.

더구나 발작이 일어나서 쓰러지면 1개월 이내(빠른 편이 좋다)에 감즙을 복용시킨다. 감즙과 무즙을 각 300cc 섞어 1일 3회로 나누어 마시게 한다. 1주일 계속하고 다음 1주일은 쉰다고 하는 식으로 계속해서 실시한다.

주식

현미밥 = 현미 8, 검은콩 1, 팥 1의 비율로 짓는다.

검은깨를 충분히 뿌려서 먹는다.

부식

무즙 = 변비를 치료하고 뇌졸중에 탁월한 효과가 있다. 후유증에도 유효.

우엉, 연근 = 섬유가 장의 기능을 높이고 혈행을 좋게 한다.

호박 = 당분의 대사를 왕성하게 해서 혈액 성상(性狀)을 정상화시킨다.

된장 = 장을 깨끗하게 하는 작용이 현저하고 뇌 혈관을 강화함과 아울러 혈액 순환을 좋게 한다.

표고버섯 등의 버섯류 = 엘고스테린을 포함하여 콜레스테롤을 저하시켜서 혈관의 노화를 방지한다.

녹미채, 미역 등의 해초류 = 요드, 칼슘이 풍부해서 혈액을 정화하고 뇌졸중을 방지한다.

토마토 = 육식성 노폐물을 분해하거나 처리해서 뇌혈관의 부담을 가볍게 한다.

〈그 외에 활용하기 바라는 유효 식품〉

매실, 파, 양파, 당근, 파세리, 미나리, 차조기잎, 피망, 생강, 양배추, 무청, 아스파라거스, 셀러리, 머위, 배추, 시금치, 양상추, 땅두릅, 흑설탕 등.

약초차

감잎, 쑥, 삼지구엽초, 삼백초를 달여서 차 대신 마신다.

야채 쥬스

미나리, 감귤, 무청, 치커리, 당근, 셀러리, 크레송, 양배추, 양상추, 파세리를 주체로 한 쥬스는 장(腸)이나 피를 맑게 한다. 마시기 쉽게 하기 위해 사과, 레몬, 귤, 그 외 계절 과일을 넣어도 좋다.

□ 빈혈증과 그 식사 요법

빈혈증 환자가 날로 격증하고 있다. 특히 젊은 여성에게 현저하다.

빈혈이란 혈액 중의 적혈구가 적어지는 질환 즉, 피가 적어지는 병이다.

혈액 중의 적혈구 속에는 헤모글로빈(혈색소)이라는 색소가 있다. 우리들의 체세포는 산소가 없으면 만족스럽게 활동할 수 없는 것으로 혈색소가 산소를 전신의 세포에 보내준다.

그리고 그 대신에 탄산가스를 폐로 보내어 밖으로 배출해 준다. 빈혈이 되면 이 헤모글로빈이 부족하기 때문에 산소를 충분히 보낼 수 없어 노폐물이 쌓이기 때문에 영양 보급이 제대로 이루어지지 않아서 차츰차츰 몸이 약해진다.

증상으로는 추위·더위를 남들보다 많이 타고 두통이나 초조, 어깨 결림, 동계(動悸), 권태감에 시달리거나 위장이 항상 개운치 않다.

물론 이것만은 아니다.

빈혈이 있는 사람은 월경불순이나 월경곤란을 호소하는 사람이 많다. 이것은 피가 모자라기 때문에 난소나 자궁의 발육이 정체해서 난포 호르몬이나 황체 호르몬의 분비가 불균형이 됨과 함께 부신피질에서 분비하는 성호르몬에도 이상이 생기기 때문이다.

이런 상태에서는 정상적인 수태도 할 수 없다. 가령 임신해도 태반에 보낼 수 있는 혈액이 적기 때문에 태아의 충분한 발육이 불가능하다.

이런 이유로 빈혈증은 불임증이나 유산, 조산을 부르기 쉽다.

더욱이 적은 피를 충분히 회전시켜서 전신에 산소를 보내야 하기 때문에 심장의 부담이 매우 커진다. 빈혈이 되면 심장이 두근거리는 것은 이런 이유 때문이다. 이것을 방치하면 얼마 안 있어서 심장 장애가 일어난다.

빈혈의 최대 원인은 정백식품(백미, 흰빵, 백설탕, 정제염)의 과다한 섭취와 육식의 과섭취도 크게 관계가 있다.

옛날은 빈혈이라고 하면 영양부족이 원인이었다. 그런데 지금은 마찬가지로 빈혈이라고 해도 전혀 성질이 다르다.

현재 증가하고 있는 빈혈은 영양과잉으로 단백질은 과잉상태이면서 적혈구는 만들어지지 않아 빈혈이 되는 것이다.

이런 현상이 일어나는 것은 위장의 기능이 완전치 않은 데다가 적혈구를 만드는 영양 성분이 부족하기 때문이다. 특히 젊은 여성에게 빈혈이 많은 이유는 절식하거나 아침을 거르고 있기 때문만은 아니다. 배아 성분이나 야채가 부족한 데다가 위장에 부담을 주는 고기나 백설탕을 너무 많이 섭취하고 있기 때문이다.

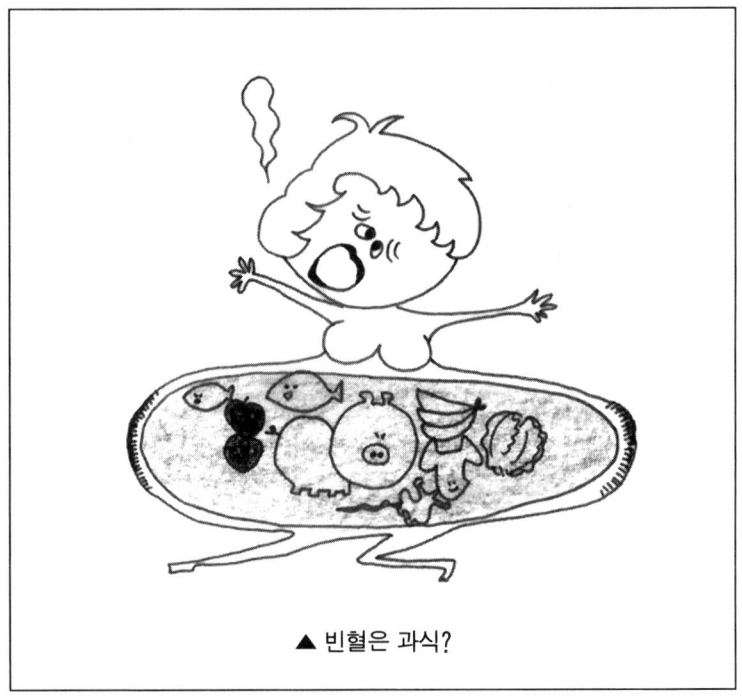

▲ 빈혈은 과식?

이런 식생활을 계속하고 있으면 변비에 걸리기 쉽고 노폐물을 듬뿍 포함한 혈액이 조직에 잔류하게 된다. 이것이 또 혈액의 정상적인 기능을 저해해서 빈혈증을 한층 더 악화시키는 조건이 되고 있다.

식사 횟수나 양을 늘리는 것은 역효과가 된다.

질을 전면적으로 개선해 나가는 것이 유일한 치료법이다.

〈빈혈증 치료에 좋은 식단〉

각종 미네랄, 비타민이 풍부하게 포함된 식품을 섭취해서 적혈구의 생성을 촉진하는 것이 중요하다.

특히 비타민 E, K, 엽산(葉酸) 및 철을 많이 포함하는 식품은 소화·조혈 기능을 촉진해서 증혈(增血)을 꾀한다. 칼륨, 망간을 많이 포함하는 식품은 심장을 강화해서 빈혈증 방지에 도움이 된다.

주식

현미밥 = 현미 8, 검은콩 1, 팥 1의 비율로 짓는다. 보리를 섞어 지어도 좋다.

메밀, 현미떡도 유효.

부식

당근, 연근 등의 근채류(根菜類) = 체력을 키우고 몸을 따뜻하게 한다.

녹미채, 다시마, 미역 등의 해초류 = 혈중의 노폐물 배설을 촉진하고 적혈구의 생성을 촉진한다.

뱅어, 말린 멸치 등의 잔 물고기, 가막조개 등의 조개류 = 조혈 효과가 현저하다.

된장 = 장점막의 기능을 강화하고 적혈구 생성을 촉진한다.

셀러리, 파세리, 소나무 열매, 호두 = 철분이 많아 빈혈을 치료한다.

부추, 파, 마늘 = 몸을 따뜻하게 하고 보혈 효과가 크다.

〈그 외에 활용하기 바라는 유효 식품〉

차조기잎, 매실, 양상추, 해삼, 조개, 머위, 우엉, 콜리플라워, 호박, 표고버섯, 미나리, 토란, 옥수수, 시금치, 양배추, 오이, 까치콩, 포도주, 건포도.

약초차

쑥, 석결명, 사철쑥, 구기자를 달여서 차 대신 마신다.

야채 쥬스

민들레, 양상추, 차조기잎, 파세리, 프룬, 당근, 셀러리, 크레송, 레터스 등을 주로 한 쥬스는 조혈 효과가 있고 혈행도 촉진된다.

고려 인삼 엑기스를 넣으면 효과는 한층 더 커진다. 꿀, 사과를 넣으면 마시기 쉽다.

□ 심장병과 그 식사 요법

심장은 전신의 조직에 혈액을 내보내는 펌프 역할을 하고 있다.

혈액에 의해 조직에 필요한 영양 성분이나 산소가 공급되기 때문에 전신 조직의 활동이 순조롭게 이루어지느냐 어떠냐는 심장의 기능 상태와 밀접한 관계가 있다.

심장은 한시도 쉬지 않고 일하고 있지만 빈혈이나 동맥경화 등이 있어서 혈액성상이나 혈관기능에 이상이 있을 경우 또는 몸에 과잉 스트레스가 가해졌을 경우는 평소의 몇배나 많이 일해야 한다.

이런 상태가 오래 계속되면 심장은 과로에 빠져 버린다. 심장은 원래 튼튼한 장기이지만 과로에 빠지면 그 기능이 정상적으로 유지되기 어렵다.

또한 심장 속에는 항상 많은 혈액이 들어 있다. 그러나 심장 자체는 영양물이나 산소를 그 혈액으로부터는 받지 않고, 심장을 관상으로 둘러싸고 있는 혈관으로부터 공급받고 있다.

이 관상동맥에 이상이 일어나면 심근 그 자체의 기능이 흐트러지기 때문에 심장은 결정적인 장애를 받는다. 그 대표적인 것이 심근경색이다.

몸 여기 저기의 동맥에 경화가 일어나기 쉬운 상태가 되면 관상동맥의 경화는 매우 일어나기 쉬워진다. 동맥벽은 두꺼워지고 내강이 좁아져서 심근으로의 혈액공급이 불충분해진다. 그 정도가 비교적 가벼운 것이 협심증이고 동맥 내강이 거의 막히도록 진행된 것이 심근경색이다.

관상동맥에 경화나 협착이 일어나면 혈행이 나빠져서 심근은 산소결핍이 된다. 이것을 방치하면 결국 심근의 기능은 소멸될 수밖에 없다.

심장병을 치료하는 데에는 산소결합력이 강한 확실한 질의 적혈구를 만들어 심장 자체를 강화시킴과 동시에 전신의 혈관을 깨끗하게 해줘야 한다.

그러기 위해서는 동물성 단백질 식품, 정제염, 백미, 백설탕의 섭취를 제한하고 현미·채식으로 미네랄이나 비타민, 효소 등의 유효성분을 충분히 보급해야 한다.

심장병은 고혈압증, 비만, 동맥경화증, 당뇨병에 걸린 사람에게 많지만 현미·채식을 하면 소화기능이 건전해짐과 동시에 이들 장애도 제거되고 심장기능도 정상화된다.

더구나 심장병에 관련된 질병은 최근 동물성 단백질 식품과 백설탕 과잉에 따른 서구형의 질환이 매우 많아졌다.

주요 심장병에는 다음과 같은 것이 있다.

우선 심장판막증이 있는데 심장판막이 딱딱해지거나 경련이 일어나서 개폐가 잘 안 되거나 판이 유착해서 협착이 일어나는 질환이다. 류마티즘으로 염증이 일어나거나 동맥경화가 있으면 일어나기 쉽다.

사소한 운동이나 계단 오르내리기에도 동계나 숨참을 느끼게 된다.

두번째로는 심근경색이 있는데 협심증 증상이 한층 더 심해진 상태이다. 너무 고통이 커서 죽음의 공포감마저 느끼기 때문에 호흡곤란을 일으키거나 혈압이 저하된다. 심장이 약해져 있으면 급사하기 쉽다(심장마비).

세번째로는 협심증의 경우로 증상이 가벼운 경우에는 평소에 아무런 증상도 없지만 언덕길을 급히 오르거나 매우 흥분하면 심장부에 격통과 압박감을 느낀다. 통증은 어깨, 등, 왼팔로 넓게 번지고 안면이 창백해져서 식은땀을 흘린다.

네번째로 심장 천식(喘息)이 있다. 심장판막증이나 협심증, 고혈압 등으로 폐가 울혈하면 심한 기침이 나서 호흡이 힘들어진다.

다음으로 갑자기 사망하는 경우가 있다. 이 경우 심부전이 일어나서 사망한다. 심장은 서서히 약해지지만 그 진행 상태를 모르기 때문에 갑자기 장애가 일어난 듯이 보인다.

자율신경실조나 정신적 스트레스가 계기가 되어 일어나기 쉽다.

〈심장병 치료에 좋은 식단〉

요드, 철을 많이 포함하는 식품은 심장질환에 따르는 압박감이나 동계, 호흡 곤란 등의 장애를 제거한다. 칼륨, 나트륨을 많이 포함한 식품은 심장을 강화시키고 기능을 안정화시킨다.

주식

현미밥 = 현미 8, 검은콩 1, 팥 1의 비율로 짓는다. 가을에는 현미 밤밥을 하면 좋다.

검은깨를 듬뿍 뿌려서 먹는다.

부식

백합뿌리 = 상식(常食)하면 모든 심장병 일반에 탁월한 효과가 있다.

연근, 당근 = 심장 기능을 강화하고 혈압을 조정하는 작용이 있다.

참마 = 아밀라아제 등의 효소가 다량 포함되어 있고 루틴, 알기닌 등의 특수 성분도 있기 때문에 뛰어난 강장효과가 있다.

양상추, 파세리, 호두 = 비타민 B₆, 망간이 많이 들어 있어서 체력을 키우고 심장의 기능을 강화시킨다.

표고버섯, 송이버섯 등의 버섯류 = 비타민 E가 많아 콜레스테롤을 녹이고 혈관의 탄력성을 강화하며 심장의 부담을 크게 줄인다.

다시마, 미역, 녹미채 등의 해초류 = 혈액 성분을 정상화하고 심장 기능을 강화한다.

〈그 외에 활용하기 바라는 유효 식품〉
매실, 순무, 셀러리, 시금치, 녹색 아스파라거스, 머위, 양배추, 토마토, 피망, 배추, 차조기잎, 된장, 파, 양파.

약초차
석결명, 질경이, 삼백초를 달여서 차 대신 마신다.

야채 쥬스
마늘 꿀 절임, 양배추, 아스파라거스, 당근, 셀러리, 미나리, 양배추, 차조기잎, 크레송, 파세리, 양상추 등을 주체로 한 쥬스는 신경을 안정시키고 심장·혈관계의 기능을 정상화시킨다. 마시기 쉽게 하기 위해서 사과, 감귤류를 넣으면 좋다.

문명병 ②

체질이 관건인 알레르기성 질환

□ 알레르기란 무엇인가?

 이물이 침입하면 우리들의 몸은 이물에 반응해서 그 이물의 작용을 저지하는 기능을 가진 물질 '항체'가 만들어진다. 나중에 다시 똑같은 이물이 침입했을 때 격렬하게 반응(항원·항체 반응)하는 현상을 알레르기 반응이라고 한다.
 알레르기 반응이 일어나서 체세포에서 히스타민이나 세르토닌, 브라디키닌 등의 '알레르기독'이 만들어진다. 이 '알레르기독'은 혈액 중으로 흘러 들어가서 말초 혈관을 확장시키거나 혈장을 조직에 배어 나게 해서 종창(腫脹)을 일으키게 하거나 심한 가려움을 일으키는 것을 통해서 여러 가지 장애를 불러 일으킨다.
 일반적으로는 알레르기를 일으키는 이물(알레르겐)을 알아내서 그것을 피하게 하거나 조금씩 길들여 나가는 요법이 취해지고 있다.

이렇게 알레르겐을 병을 일으키는 원인이라고 절대시하면 알레르기는 근치할 수 없다. 알레르겐이 있다고 해서 반드시 알레르기가 일어나는 것은 아니다.

만일 알레르겐이 알레르기의 원인이라면 현대인은 한사람도 빠짐없이 알레르기성 질환에 걸려 있어야 한다. 우리들 현대인을 둘러싸는 생활환경은 다시 한번 설명하자면 알레르겐의 집합체와 같은 것이기 때문이다.

그러나 실제로는 알레르기가 없는 사람이 훨씬 더 많다. 알레르겐 자체에는 알레르기를 일으키는 절대성은 없다. 알레르기를 일으키느냐 어떠냐에 대해서 결정적인 힘을 갖고 있는 것은 체질이다.

알레르기 반응을 일으키기 쉬운 것은 위장이 약하고 신경이 과민한 체질이기 때문이다. 허약체질인 사람도 그렇다. 이런 체질의 사람은 피부 점막이 매우 약한 것이 특징이다. 염증이 일어나기 쉽고 염증이 일어난 부위에서는 분비물이 생기기 쉬워 습진 상태가 된다.

알레르기성 질환은 몸의 부위별로 보면 다음과 같다.

호흡기에 나타나는 장애 —— 천식, 기관지염, 비염 등.

피부에 나타나는 것 —— 두드러기, 소양증, 동창, 자반병(紫斑病) 등.

소화기에 나타나는 것 —— 구내염, 위염, 위궤양 등.

이 외 신경계(편두통, 뇌척수염), 감각기(결막염, 백내장), 비뇨기(신염), 순환기(협심증 그 외의 심장병), 교원병(류마티즘) 등도 알레르기로 일어나는 것이 있다.

또한 지금까지 원인불명이라던 병에는 알레르기와 관계가 있는 것이 상당수 있는 것으로 알려졌다.

이 중 호흡기에 나타나는 것이 가장 많은데 요즘은 소화기계 장애가 급증하고 있다.

□ 비자연식이 원인이 된 이상 체질

알레르기 체질을 만드는 가장 큰 원인은 동물성 단백질 식품(고기, 우유, 달걀)의 과다한 섭취이다.

우리들은 입으로 받아 들인 음식을 재료로 해서 각 몸에 특유한 세포를 만들어내고 있지만 그 재료가 되는 음식에 따라 체세포의 질도 당연히 달라진다.

식물성 단백으로 만들어진 체세포는 강한 바이탈리티를 갖고 체외에서 침입한 이물에 대해서도 무턱대고 반발하거나 하지 않고 그것과 동화하거나 해독·중화하도록 한다.

그런데 그것과는 완전히 반대로 동물성 단백질 식품으로 만들어진 체세포는 자연히 적응능력이나 동화기능이 극단적으로 낮아진다.

이런 차이가 생기는 것은 인간은 원래 곡채식성(穀菜食性) 동물이기 때문에 동물성 단백질 식품을 충분히 처리하는 소화기능을 갖고 있지 않기 때문이다.

어쨌든 동물성 단백질 식품을 상식하고 있으면 몸은 밖에서 들어오는 물질에 대해서 여러 가지 형태로 저항을 보이게 된다. 그 중 하나가 알레르기 반응이다.

더구나 알레르기성 질환의 발병에는 정신작용도 크게 영향을 미치기 때문에 정신의 안정화를 유의하는 것도 중요하다. 그렇지만 매우 변화가 많은 것도 알레르기성 질환자의 특징이다. 현미·채식으로 바꾸면 신경계가 튼튼해지기 때문에 스트레스를 쉽게 안 받는다. 또한 자연식과 연결되는 내용으로 학습하다 보면 불필요한 고민거리도 사라지기 때문에 큰 효과가 있다.

☐ 천식(喘息)과 그 식사 요법

알레르기독(毒)이 기관지 근육을 자극해서 수축시키기 때문에 호흡곤란을 일으키게 한다.

요즘은 대기오염물질로 기관지의 점막은 끊임없이 자극되어 과민상태가 되어 있기 때문에 알레르기를 일으키기 쉬운 체질이 된 사람에게는 천식이 일어나기 쉽다.

원래는 아이보다 어른에게 많은 질환이지만 요즘은 어린이 환자가 격증하고 있다.

갑자기 발작으로 기침이 나오고 숨을 내쉬기가 힘들어지고 가슴이 조이는 듯한 고통을 느낀다. 가래가 목 속에 걸려서 쌕쌕거리는 소리가 나온다.

천식이 심해지면 폐의 탄력성이 없어져서 들이마신 숨을 내뱉을 수 없어 공기가 폐에 고이는 한편 폐 조직은 파괴되기 쉬워진다. 폐의 순환장애가 일어나서 이윽고 심장이 약해진다.

이 무렵이 되면 입술은 보라색으로 변색하고 수족이 차가워진다.

 일반적으로 체질은 바꿀 수 없다고 생각되고 있으며 치료법은 약제 일변도로 되어 있다. 항히스타민제, 기관지확장제, 부신피질 호르몬제 등이 사용되고 있다. 모두 일시적인 효과를 얻을 수 있을 뿐이다.

 더구나 약품이 알레르기를 조장해서 몸의 저항성을 한층 더 약화시켜 버린다. 옛날에는 천식으로 사망하는 일이 거의 없었지만 요즘은 사망하는 경우가 매우 많아졌다. 부자연스런 치료법으로 체력을 저하시키고 자연치유력을 약화시키고 있기 때문이다.

 어린이 등에게는 체력을 강화하기 위해서 옥외에서의 운동, 얇게 입기 등을 시켜서 적극적으로 단련하는 방법이 장려되고 있다. 매우 좋은 방법이지만 식생활을 바로 잡아 체질 개선을 꾀하지 않으면 큰 효과는 얻을 수 없다. 그보다 저항성이 약한 몸에 스트레스만 증대하는 결과가 되어 오히려 역효과가 된다.

 알레르기에 의한 천식을 완치시키기 위해서는 동물성 단백질 식품, 정백식품의 섭취를 중지해야 한다. 특히 유해한 것은 우유와 백설탕이다.

□ 기관지염과 그 식사 요법

 기관지 내부의 점막에 염증이 일어나기 때문에 탄력성, 저항성이 없어져서 여러 가지 장애를 일으키게 되는 병이다.

 기관지의 탄력성이 약해지면 기관지가 넓어져서 기관지 확장증이 되기 쉽다. 그리고 가래가 고이기 쉬워진다. 또한 병변이 폐에 미치게 되면 폐렴이나 폐기종을 일으키기 쉬워진다. 폐기종이 되면 폐가 확장한 채 수축하기 어려워진다. 그렇게 되면 폐에서의 가스 교환은 잘 되지 않게 되고 마침내는 심장 기능도 장애를 받게 된다.

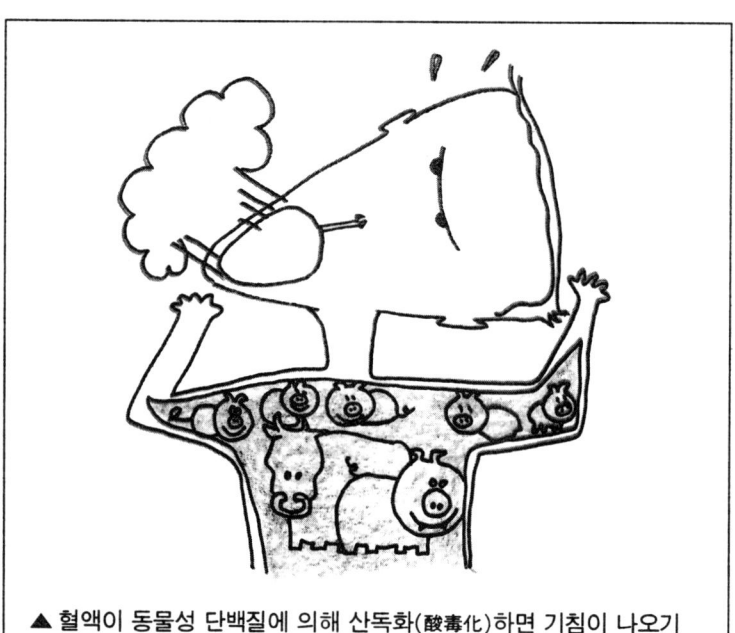

▲ 혈액이 동물성 단백질에 의해 산독화(酸毒化)하면 기침이 나오기 쉬워진다.

발열하거나 목안이 따끔거리거나 하는 증상도 있지만 주요 증상은 기침과 가래이다. 그러나 그 상태는 여러 가지로 헛기침이 많고 가래는 별로 나오지 않는 경우도 있지만 고름같은 가래나 점액같은 가래가 많이 나오는 경우도 있다.

가래가 나오는 것은 동물성 단백질 식품을 과식하기 때문이다. 동물성 단백질이나 지방이 대사되고 생긴 노폐물이 배출된 것이다.

기침은 혈액이 산성·독성화해 있기 때문에 일어나는 증상이다. 혈액이 산독화하면 인후의 점막은 과민해지기 쉬워서 기침이 나온다. 마찬가지로 자율신경의 균형도 실조하기 쉬워져서 기침이 나오기 쉬워진다.

이 사실에서도 알 수 있듯이 기관지염은 몸이 무력증이 되어 노폐물의 배출이 스무드하게 이루어지지 않게 되어 그 노폐물이 보다 약체화해 있는 기관지 점막에 장애를 일으키고 있는 질병이라고 할 수 있을 것이다.

따라서 알레르기성의 기관지염을 치료하기 위해서는 과잉 노폐물을 낳아 혈액을 산독화시키는 동물성 단백질 식품, 백미, 백설탕의 섭취를 중지하고 현미·채식으로 혈액을 정화함과 동시에 체력을 강화해 나가는 것이 필수적이다.

따라서 일반적으로 이루어지고 있는 거담제의 복용이나 수술요법(기관지 확장부의 절제 등)으로는 병을 완치시켜서 보다 건강해지기는 불가능하다.

기관지나 폐 등 몸의 일부만이 우연히 나빠져 있는 것이 아니다. 체질 약체화의 하나의 증상에 불과하기 때문에 식생활을 전면적으로 개선해서 체질 그 자체를 강화해 나가야 한다.

〈천식·기관지염 치료에 좋은 식단〉
철, 나트륨을 많이 포함하는 식품은 체질을 개선해서 천식을 치료한다. 요드, 망간, 비타민 B류·C·K를 많이 포함하는 식품은 호흡활동을 정상화시킨다.

주식

현미밥 = 현미 8, 검은콩 1, 팥 1의 비율로 짓는다. 수프로 만들어 먹어도 좋다.

검은깨를 듬뿍 뿌린다.

부식

머위 = 천식의 묘약. 줄기나 잎의 조림, 어린 꽃 줄기는 된장국을 끓여 먹어도 좋다.

된장 = 각종 아미노산, 칼슘, 철을 포함해서 점막의 저항성을 높인다.

연근 = 호흡을 매끄럽게 하고 심장을 강화한다.

부추, 파, 양파 = 비타민 B_1의 흡수를 높여 혈액순환을 좋게 하고 몸의 저항력을 강화한다.

은행 = 기침을 진정시키는 효과가 있다.

다시마, 녹미채, 미역 등의 해초류 = 요드가 호르몬 분비를 정상화해서 천식 발작을 진정시킨다.

〈그 외에 활용하기 바라는 유효 식품〉

당근, 셀러리, 마늘, 차조기잎, 쑥갓, 표고버섯, 송이버섯, 팽이버섯, 호박, 우엉, 감자, 오이, 무, 시금치, 양상추, 참마, 꿀, 작은 물고기 등.

약초차

구기자, 석결명, 쑥, 질경이를 달여서 차 대신 마신다.

야채 쥬스

연근, 무잎, 차조기잎, 양상추잎, 파세리, 오이, 당근, 셀러리, 레터스, 크레송을 주로 한 쥬스는 신경의 흥분을 가라앉히고 기침이나 가래를 방지한다. 사과, 파인애플 등을 넣으면 마시기 쉽고 한층 더 효과적이다.

□ 비염과 그 식사 요법

재채기, 콧물, 코막힘이 주요 증상인 병이다. 이것들은 감기 증상으로 극히 흔한 것이므로 가볍게 생각하기 쉽다. 그렇지만 알레르기성의 만성비염에서는 그 증상이 수개월에서 1년내내 지속되는 경우가 있어서 언제까지나 치료되지 않기 때문에 본인의 고통은 이루 말로 표현할 수 없는 정도이다.

병이 진행되면 코 점막이 붓고 점액성, 농성의 액체를 분비하며 목도 부어 호흡이 곤란해지게 된다. 수면도 방해받게 되며 머리에 납이라도 틀어막은 듯이 무겁게 느껴지고 초조하거나 화를 잘 내게 되거나 사고력이나 판단력이 저하되는 정신작용의 장애도 나타난다.

비염은 알레르기 질환 중에서도 가장 일어나기 쉬운 것이라는 점에서 중요한 병이다. 즉 비염이 일어나면 환경에 대한 순응성이 저하되었다는 사실을 알 수 있다.

또한 정신적 스트레스가 몸 상태에 크게 영향을 미친다는 사실을 매우 잘 알 수 있게 하는 질환이기도 하다. 즉 그만큼 마음 가짐이 발병의 큰 요소가 되고 있다.

항상 초조감, 욕구불만, 불안감을 갖고 있거나 부족과 불만에 사로잡힌 피해자 의식이 강한 사람은 비염을 일으키기 쉽다.

또한 비염을 일으키기 쉬운 사람도 일에 열중하고 있을 때나 즐겁게 얘기하고 있을 때, 맑게 개인 쾌적한 날에는 증상이 매우 가벼워진다.

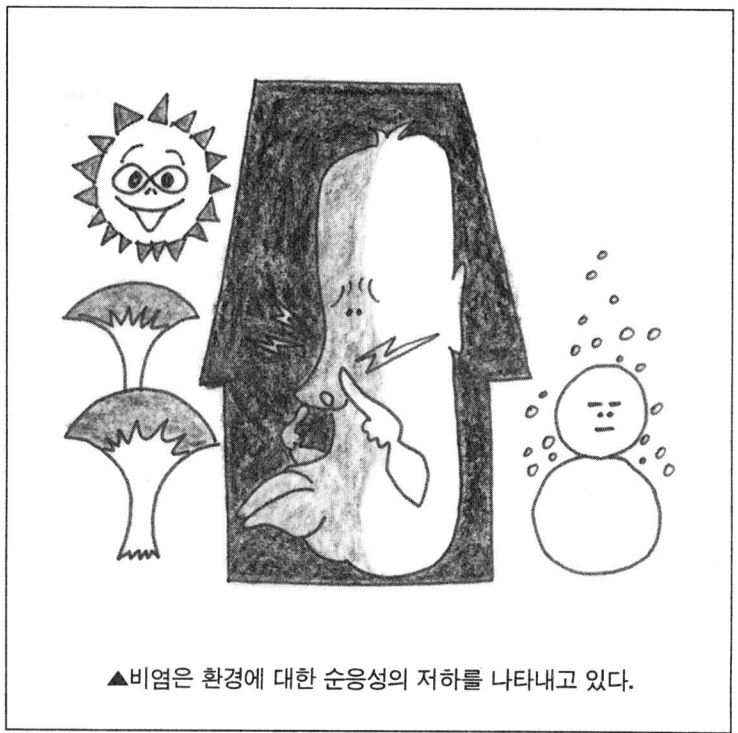

▲비염은 환경에 대한 순응성의 저하를 나타내고 있다.

마음을 낙천적으로 유지하도록 함과 동시에 백설탕, 흰쌀밥, 육식을 중지하고 현미·채식을 함으로써 반드시 좋아진다.

특히 콧물이나 코막힘, 재채기가 있는 것은 체내에 쓸데없는 수분이 정체해 있는 증거이기 때문에 수분을 가능한 한 적게 섭취하고 몸을 따뜻하게 해 나가는 것도 중요하다.

〈비염 치료에 좋은 식단〉

비타민 A, 칼슘, 철을 많이 포함한 식품은 점막을 강화한다. 요드를 많이 포함한 식품은 신진대사를 왕성하게 해서 질 좋은 체세포를 만들어 알레르기 반응을 방지한다. 특히 콧물을 방지하는 효과가 크다.

주식

현미밥 = 현미 8, 검은콩 1, 팥 1의 비율로 짓는다.
메밀도 좋다.
검은깨를 듬뿍 뿌려서 먹는다.

부식

매실 = 피로의 원인이 되는 유산(乳酸)이 생기는 것을 방지하여 혈액을 알칼리화 해서 체질을 개선한다.

파, 양파, 부추 = B_1의 흡수를 촉진하여 혈액순환을 좋게 하고 몸의 저항력을 강화한다.

된장 = 효모에 의한 정장작용이 크고 체력을 강화하고 신경

작용을 안정시킨다.

참마＝소화기에 쓸데없는 부담을 주지 않고 기초 체력을 강화한다.

다시마, 미역, 녹미채 등의 해초류＝비타민 A와 B류·C가 풍부해서 염증을 방지하고 콧물을 막는다.

표고버섯, 팽이버섯 등의 버섯류＝비타민 D, 메티오닌이 간기능을 강화하고 점막을 튼튼하게 한다.

〈그 외에 활용하기 바라는 유효 식품〉

연근, 당근, 레터스, 무, 차조기잎, 우엉, 셀러리, 파세리, 생강, 마늘, 양배추, 오이, 시금치, 순무, 호두, 땅콩, 완두, 콜리플라워, 수박, 쑥갓, 아스파라거스, 건포도, 무화과 등.

약초차

쑥, 질경이, 삼백초를 달여서 차 대신 마신다.

야채 쥬스

차조기잎, 파세리, 양배추, 매육(梅肉) 엑기스, 금귤, 당근, 셀러리, 레터스, 크레송 등을 주로 한 쥬스는 혈행(血行)을 촉진하고 과잉 수분을 배설하며 콧물을 치료한다.

사과, 바나나 등을 넣으면 마시기 쉬워진다.

□ 습진과 그 식사 요법

처음은 붉은 반점이 생기고(홍반), 차츰 좁쌀알 정도의 두드러기가 생기고(구진) 작은 물집으로 변한다. 물이 아니라 고름이 고이는 경우도 있다(농포).

그것도 터지면 짓물러서(미란), 질금질금 분비물이 나온다. 이 분비물이 마르면 노란 딱지가 생긴다(가피). 딱지가 자연히 떨어지고 껍질이 너덜너덜 벗겨지면 원래의 건강한 피부로 되돌아가지만 만성습진은 딱지가 제거되면 다시 홍반에서 구진, 다시 물집으로 반복해서 언제까지나 치료되지 않는다. 그 때문에 여러 가지 단계의 습진이 섞여서 피부가 매우 더러워진다.

체질이 알레르기 반응을 일으키기 쉽고 특히 습진을 일으키기 쉬운 상태로 되어 있는 부위에 습진을 일으키기 쉬운 자극이 더해져서 발병한다.

일단 발병하면 피부의 저항력은 급격하게 저하해서 습진 자체의 힘으로 자꾸자꾸 확장되면서 좀체로 치료되지 않는 상태가 된다.

습진을 일으키기 쉬운 체질을 만드는 것은 동물성 단백질 식품과 백미, 백설탕의 과식이다. 이것들은 장내에 이상발효를 일으켜서 여러 가지 독소를 낳는다.

또한 변비를 일으켜서 노폐산물을 체내에 정체시켜 버린다. 모두 혈액을 더럽히는 조건이다.

혈액이 더러워지면 간장, 신장 기능이 장애를 받아 피부의 생리기능은 흐트러져서 습진이 일어나기 쉬워진다.

그 외 약제 등으로 인한 자극도 습진의 원인이나 유력한 유인이 된다. 예컨대 각종 화학약제, 중성세제, 강알칼리성의 콜드파마액, 염색약, 의료품에 포함되어 있는 방(防)곰팡이제 등. 더욱이 강한 자외선의 영향도 무시할 수 없다.

알레르기성 습진에서는 히스타민이 생겨 심한 가려움을 느낀다.

그렇지만 긁으면 피부는 한층 더 과민해져서 습진을 조장하여 점점 퍼져 가기 때문에 가능한 한 긁지 않도록 하는 것도 중요하다.

일반적으로는 가려움 방지에 정신안정제나 히스타민제, 소염제로써 스테로이드 연고가 사용되고 있다. 그렇지만 대개는 일시적인 위안 정도의 효과밖에 없다.

또한 원래 약제에 매우 과민한 체질이기 때문에 약제를 활용하는 것은 위험하다. 특히 스테로이드연고(부신피질 호르몬)는 피부에 발라도 혈액 중에 흡수되는 사실이 확인되고 있으므로 주의가 필요하다.

〈습진 치료에 좋은 식단〉

칼슘, 불소, 칼륨을 많이 포함하는 식품은 피부의 만성화한 염증이나 짓무름, 가려움을 치료한다. 판토텐산, 요드 등을 많이 포함한 식품은 위장 및 간장 기능을 강화해서 피부의 생리를 정상화시킨다.

주식

현미밥 = 현미 8, 율무 1, 검은콩 1의 비율로 짓는다.

율무와 현미죽도 좋다.

검은깨를 듬뿍 뿌려 먹는다.

부식

된장 = 간장의 해독 작용을 높이고 피부 질환을 치료한다.

부추, 파, 양파 = B_1의 흡수를 좋게 하고 신진대사를 높여 피부에 깨끗한 피를 보낸다.

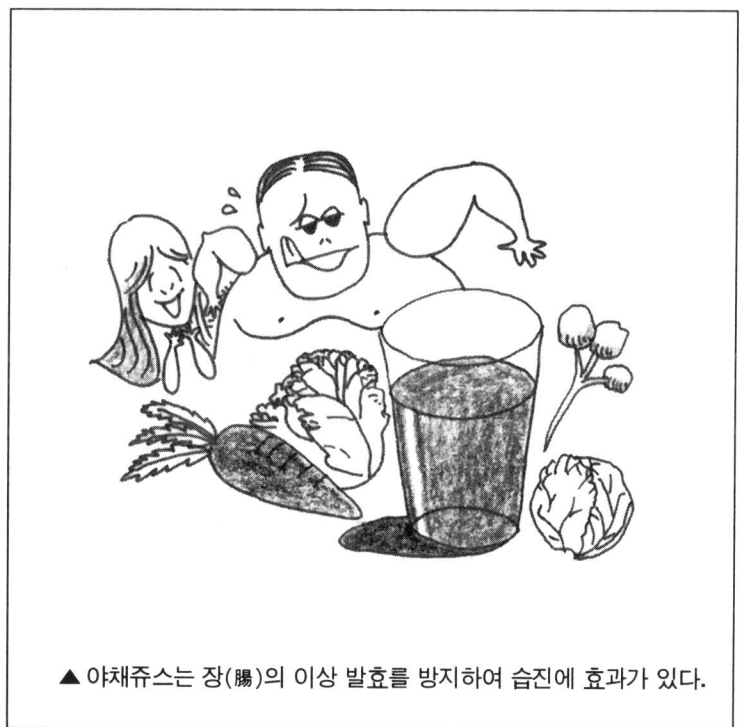

▲ 야채쥬스는 장(腸)의 이상 발효를 방지하여 습진에 효과가 있다.

당근, 호박 = 비타민 A와 C, 칼슘, 라이신이 많이 포함되어 혈액을 깨끗하게 하고 피부 점막을 튼튼하게 한다.

토마토 = 간장 기능을 강화하고 피부병을 치료한다.

녹미채, 미역 등의 해초류 = 요드, 칼슘이 풍부하며 혈관,

내장의 노화를 방지하고 피부 장애를 제거한다.

꿀＝판토텐산, 콜린, 비타민 B_6가 단백질의 대사를 촉진한다. 각종 미네랄도 포함되어 피부 기능의 정상화에 탁월한 효과가 있다.

〈그 외에 활용하기 바라는 유효 식품〉
오이, 셀러리, 파세리, 차조기잎, 아스파라거스, 양배추, 표고버섯, 까치콩, 순무, 배추, 콜리플라워.

약초차
적설초, 감초, 구기자, 율무를 달여서 차 대신 마신다.

야채 쥬스
양배추, 양상추, 파세리, 다시마물, 치커리, 당근, 셀러리, 레터스, 크레송, 차조기잎 등을 주로 한 쥬스는 장내의 이상 발효를 방지하고 피부 질환을 치료한다.

사과, 레몬, 꿀을 넣으면 한층 효과적이다.

매육(梅肉) 엑기스를 넣으면 약효는 한층 더 높아진다.

문명병 ③

암의 원인을 알면 두려움이 사라진다

암이 발병하는 진짜 원인은 잘못된 식생활과 공해라고 하겠다.

진짜 암의 완치법이나 예방법은 이들에 대한 자위책이 되고 있을 것이다. 이들과 별로 관계가 없는 데에 집착하고 있으면 암은 언제까지나 치료할 수 없거나 오히려 악화시켜 버린다. 전자의 예는 담배 폐암설, 후자의 예는 우유 위암 방지설이다.

과도한 끽연이 폐암의 원인이라고 일컬어진지 오래되었다. 확실히 담배는 폐암을 일으키는 한 요소이기는 하지만 진짜 원인은 아니다. '골초'라고 알려진 사람이라도 폐암에 안 걸리는 사람이 있는가 하면 평생 담배를 입에 대지 않았는데 폐암으로 죽는 사람도 있다.

어떤 종류의 동물의 몸에 담배진을 계속 바르면 암이 발생하게 된다고 한다. 그렇지만 그 발암 상태는 그 동물에게 주는 음식물의 차이에 따라 상황이 변한다.

즉 동물성의 농후 사료를 주면 단연코 빨리 발암한다. 그렇지만 식물성의 자연식을 주게 되면 암은 발생하지 않게 된다.

결국 발암하느냐 어떠냐는 체내적 조건(체질) 나름으로 그 체질은 음식의 질로 결정된다.

특별히 끽연을 장려하는 것은 아니지만 식생활의 내용이 좋으면 스스로의 컨디션에 맞추어 담배를 즐기는 것을 무리하게 금지할 필요는 없을 것이다.

또한 우유는 어떤 의미에서 체질 악화에 한 몫을 담당하고 있는 음식이다. 우유는 원래 곡채식(穀菜食) 동물인 우리들 인간에게 있어서는 음식으로 섭취할 필요는 없다.

꼭 필요하다고 할 수 없는 것을 계속 섭취하고 있으면 체질이 악화되고 특히 알레르기성 질환을 일으키기 쉬워진다. 게다가 우유에는 농약이나 방사능, 항생물질, 정신안정제 등 각종의 발암물질이 검출되고 있다는 외국 학자들의 연구 보고 사례도 있었던 바, 이런 식품이 암 방지에 도움이 될 리는 없을 것이다.

암은 현대인이 가장 관심을 갖고 있는 병인 만큼 앞으로도 여러 가지 학설이나 요법이 출현하겠지만 암의 진짜 원인이 무엇인지를 올바르게 이해해 두면 암에 대한 다양한 학설이나 광고들에 대해서 올바르게 판단할 수 있을 것이다.

□ 암은 피가 혼탁해지면서 일어난다

암이라고 하면 일반적으로는 국소에 생긴 암세포의 집단(암종)을 가리키고 있다. 그렇지만 질병으로서의 암을 생각하는 경우 그 암종(癌腫)을 만들게 하는 배경을 문제로 삼아야 하고 사실은 그것이야말로 암이라고 불러야 할 것이다.

따라서 암은 전신병이며 혈액 질환이다. 암의 본체는 '피의 혼탁, 즉 더러워짐'이다.

피의 더러워짐은 장내(腸內)의 바이러스나 독소, 박테리아의 배종(胚腫) 등이 혈액 속에 흡수되기 때문에 일어난다.

장내에서 이상 발효를 일으키기 쉽고 또 독소나 바이러스를 만들기 쉬운 육류의 과잉섭취, 백미, 백설탕의 과식으로 인한 장내 유산균의 결핍 등도 피를 더럽히는 조건의 하나다.

피가 혼탁해지면 몸 조직의 어느 부위에서는 산소의 수요·공급의 균형이 무너진다. 저항력이 약해진 그 부위에 혈액 중의 박테리아나 독소는 집중 공격을 가한다. 그것에 대해 조직은 필사적인 저항을 시도한다. 이 공방전(항균항체반응)의 결과로서 암종(癌腫)이 출현한다.

암종 그 자체는 결정적으로 생명에 있어서의 적수는 아니다. 오히려 암종은 '안전판'이다.

'몸의 혈액이 매우 더러워져 있다. 이대로 가면 생명은 위험하다'라는 경고이다. 따라서 여기에서 진짜 암인 '피의 더러워짐'을 해소하는 치료법을 실시하면 회복의 전망은 충분히 있다는 얘기이다.

□ 잘못되어 있는 치료법

암의 정체는 '피의 혼탁, 즉 더러워짐'이기 때문에 암종(癌

腫)만을 공격해서는 치료되지 않는다.

　현대 의학이 암을 치료할 수 없는 것은 그런 식으로 결정적인 잘못을 범하고 있기 때문이다. 일반적으로 이루어지고 있는 암 치료법은 수술요법, 화학요법, 방사선 요법의 3종류이다.

　수술요법은 나쁜 부위를 제거해 버린다는 사고 방식이다. 암은 전신병이기 때문에 그것만으로는 절대 치료할 수 없다. 그 뿐인가, 메스를 댐으로써 몸의 저항력을 저하시켜 오히려 치료를 어렵게 만들어 버리는 경우도 있다.

　화학요법은 암세포뿐 아니라 다른 장기 조직에도 큰 타격을 준다. 가령 암세포의 증식을 저지할 수 있어도 자연치유력도 감퇴해서 몸은 쇠약해지게 된다.

　방사선 요법은 방사선 자체가 유력한 발암인자이기 때문에 유효할 리는 없을 것이다. 암조직을 파괴할 수는 있지만 동시에 방사선을 받는 피부가 주위 조직에 새롭게 암을 유발할 가능성도 있다.

　몸 어느 부위에 암종이 생겼을 경우라도 혈액을 깨끗이 하는 것이 근본요법이 된다. 혈액의 더러워짐을 없애는 것은 암종을 출현시키고 있는 배경 즉 암의 본체를 소멸시키게 되기 때문이다.

　따라서 혈액을 더럽히는 흰쌀밥·육식 위주의 식사를 멈추는 것이 암 치료의 절대 조건이다.

　백미·육식은 장내 세균의 생태를 혼란시킬 뿐 아니라 항암성이 있는 트립신(위나 취장에서 분비되는 단백분해효소)의 분비를 약화시키거나 활성을 현저하게 저하시킴으로써 발암 및 암 증식을 조장하는 사실도 분명해지고 있다.

따라서 먼저 현미·채식으로 바꾸어야 할 것이다.

현미·채식은 장내에 건전한 미생물을 번식시켜 백미·육식으로 더러워진 혈액을 신속하게 정화해 준다.

또한 혈액을 더럽혀서 발암을 촉진하는 중대한 인자로써 식품첨가물, 농약, 중성세제, 각종 약제 등의 화학물질이 있는데 현미·채식은 이들의 체내 침입을 최소한으로 억제하는 식사법임과 동시에 불가항력적으로 침입한 화학물질을 신속하게 분해, 처리하여 체외로 배설하는 최량의 방법이다.

□ 암의 증상과 진행방법

참고 삼아 주요 장기 기관에 나타나는 암종의 증식 상태와 주요 증상에 대해서 설명하고자 한다.

위암

소화기암 중에서 압도적으로 많다.

위(胃)는 안쪽부터 점막층, 점막하층, 근육층, 장막층으로 되어 있는데 암세포에 의한 침윤이 근육층에까지 이른 것을 암이라고 한다.

일반적으로 점막층이나 점막하층 정도까지 침범당해 있는 시기에 발견되는 것을 조기 발견이라고 하는데 그것은 암이 아니다.

자각 증상으로써는 항상 위가 짓눌려 답답하다, 팽만감이 있다, 가슴앓이, 트림, 구역질이 나는 등 여러 가지 위장 증상이 나타난다. 위에 암종이 생기면 이어서 간장에도 생기기 쉽다. 또한 장막층이 침범당하면 위(胃)와 이웃해 있는 췌장에도 생기기 쉬워진다.

간암

급성간염 → 만성간염 → 간경변 → 간암이라는 코스를 거치는 경우가 많다.

경증일 때는 몸이 나른하다, 쉽게 피로하다, 식욕이 없다, 배가 땡긴다 등의 일반 증상이 있을 뿐이므로 깨닫기 어렵다. 심해지면 황달이 나타나고 간암 특유의 증상이 인식되게 된다.

식도암

식도에 생기는 암종은 진행이 매우 빠르다. 음식을 섭취했을 때 가슴 부위에 걸리는 듯한 느낌이 들거나 음식이 스며들거나 한다.

또 항상 가슴 부위에 뭔가가 맞춰 있는 듯한 느낌이 있고 어깨뼈 부위가 어쩐지 무거워 기분이 개운치 않다고 하는 증상이 나타나기 쉽다.

직장암

직장암(直腸癌)은 치질로 혼동되기 쉽다. 암의 경우는 통증은 없는데 항문에서 출혈이 있거나 변이 강한 악취를 풍기거나 변에 점액이나 혈액이 묻어 있는 등의 증상을 볼 수 있다.

폐암

요 근래에 세계적으로 증가하는 경향에 있는데 위암, 간암에 이어 많아지고 있다.

처음은 감기에 걸린 것도 아닌데 콜록콜록하는 마른 기침이 끈질기게 나오거나 혈담이 나온다. 발열, 흉통, 목소리 쉼, 숨참 등의 증상이 함께 나타나기 쉽다.

단, 증상이 없으면서 발열하고 진행하는 경우도 적지 않으므로 방심할 수 없다.

후두암

대부분은 성대(聲帶)에 암종이 생긴다. 그 때문에 먼저 잠긴 소리가 자각증으로 나타난다. 어쩐지 목 부위에 불쾌감, 이물감이 느껴지고 음식을 삼키기 어려워지거나 삼킬 때에 아프다. 천명(목이 쌕쌕한다), 기침, 가래 등이 나오는 경우도 있다. 심해지면 목소리가 안 나오거나 기도가 압박당해 호흡곤란이 된다.

피부암

피부에 만성적인 자극을 준다거나 강한 약제를 반복해서 발랐거나 습진이나 무좀에 방사선 조사(照射)를 한다거나 저항력이 약해져 있는 피부에 강한 자외선을 쐬는 것 등으로 인해 일어나기 쉽다.

또한 약간의 병적 징후나 이상이 어느 시기부터 암종으로 변하는 경우도 많다. 예를 들면 심한 화상으로 인한 땅김, 만성습진, 피부결핵, 사마귀, 점, 티눈, 멍, 검버섯 등이 어느 시기부터 갑자기 커지거나 딱딱해지거나 출혈이 일어나거나 하는 등으로 변화를 보이며 암으로 발병하게 된다.

얼굴, 손, 발(특히 무릎 부근)에 생기기 쉽다.

유방암

유방에 돌같이 딱딱한 응어리가 생긴다. 그것이 생리나 유선염(乳腺炎) 때와 달라서 통증은 없고 오래 사라지지 않는다.

체중 감소, 식욕 부진, 피로 등의 증상을 수반하기 쉽다. 또한 혈액과 비슷한 분비물이 유두에서 나오는 경우도 많다.

겨드랑이 밑이나 쇄골부의 임파선이 붓는다. 병변이 어깨나 등뼈를 침범하게 되면 격통이 생긴다. 심해지면 응어리는 커져서 유방의 피부를 찢고 표면이 궤양이 되어 출혈이나 고름이 나오게 된다.

자궁암

초기에는 거의 자각 증상이 없다. 어느 정도 진행하면 생리도 아닌데 출혈하거나 색이 진하고 악취가 나는 냉(冷)을 보게 된다.

복통, 요통, 월경 이상 등도 일어나기 쉽다.

암세포가 골반벽에 이르러 골반신경을 압박하면 심한 통증이 일어난다.

□ 암의 식사 요법

암 식사법의 원칙은 다음과 같다.
① 현미·채식으로 하고 충분히 씹는다.
② 정백식품, 동물성 단백질 식품은 엄금.
③ 건강 식품을 활용한다.
④ 약초 성분을 섭취한다.

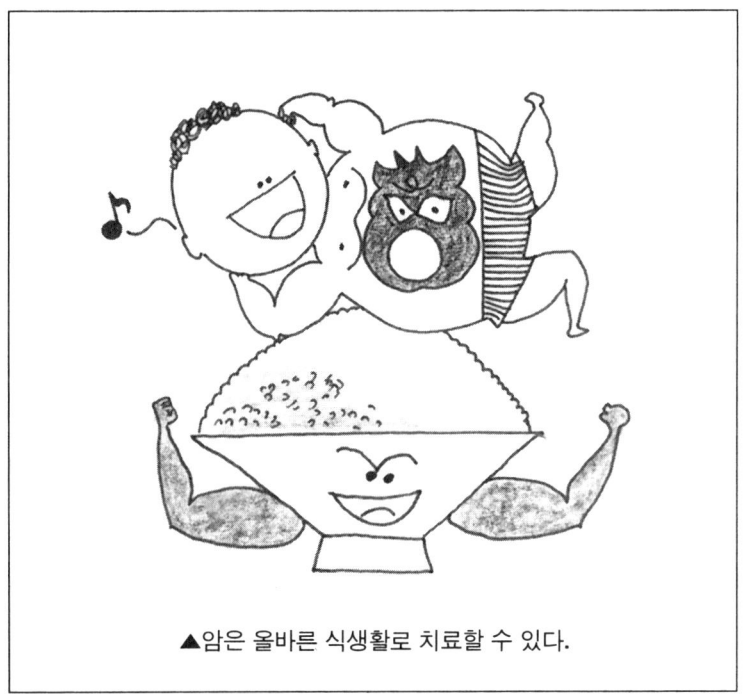

▲암은 올바른 식생활로 치료할 수 있다.

 결국 현미·채식의 원칙에 의해 충실한 식생활을 실시함으로써 암도 자연히 확실히 치유되어 나가는 것이다.
 암이라고 하면 다른 병과는 완전히 이질적이고 특별한 병같이 생각되고 있지만 그것은 잘못이다.

암의 정체를 모르고 올바른 치료법을 모르고 있기 때문에 암이라는 사실을 환자 자신에게 알리는 문제의 시비가 큰 문제가 되거나 한다.

본인이 암은 올바른 식생활로 치료할 수 있다는 사실을 충분히 납득할 수 있으면 암이라는 사실을 알아도 조금도 불편하지 않다. 오히려 자각하고 있는 편이 음식물을 올바르게 섭취할 수 있으므로 편하다.

더구나 올바른 식사법 외에 다음 사항도 아울러 실시하면 혈액을 정화시켜 암 치유는 한층 빨라진다.

⑤ 생활속의 발암인자를 극력 피한다.
⑥ 정신을 안정시킨다.
⑦ 복부를 따뜻하게 한다.
⑧ 전자 에너지를 활용한다.

농약, 식품 첨가물, 합성세제, 화약약품을 비롯해서 우리들 주위에는 여러 종류의 다양한 화학물질이 있다. 그것들은 모두 생체내의 효소활성을 저해하는 발암인자이다.

따라서 이것들을 체내에 침입시키지 않도록 보다 자연스런 것을 이용하도록 유의할 필요가 있다.

정신을 안정시키기 위해서는 자연식에 대한 학습을 하는 것이 가장 효과적이다. 살아 가는데 있어서 무엇이 가장 중요한지, 지금 당장 해야 할 일은 무엇인지 하는 여러 가지 의문이 풀리기 때문에 마음은 자연히 안정을 되찾게 된다. 또한 대자연과 친숙해져 태양과 녹음이 우거진 생활을 하는 것도 정신의 안정화에 불가결한 조건이다.

암환자는 크건 작건 복부의 상태가 이상해져 있다. 악취가 강한 배변이나 방뇨를 하는 것이 그 증거이다. 여기에는 복부의 온엄법이 효과적이다. 예컨대 이온수를 사람 피부보다 약간 뜨거운 정도로 데워서 여기에 효소액을 녹인다.

이 액체에 타월을 적셔서 가볍게 짠 후 복부에 댄다. 그것을 비닐 등으로 커버한 후에 전기 담요 등으로 온기를 유지하도록 한다.

전자 에너지와 우리들의 심신 활동은 밀접한 관계가 있다. 방사선 등과 같이 세포 파괴작용이 있는 일부의 것을 제외하고는 크건 작건 생리 기능의 정상화에 도움이 된다.

〈암 치료에 좋은 식단〉

각종 효소, 미네랄, 비타민을 종합적으로 효율적으로 보급해서 위장 및 신경, 내분비 기능을 정상화시킴으로써 암 체질을 개선할 수 있다.

특히 요드, 칼슘, 리놀산, 비타민 K 등을 풍부하게 포함한 식품은 신진대사를 왕성하게 하고 혈액을 깨끗이 하여 암을 억제하는 효과를 나타낸다.

주식

현미밥 = 현미 8, 율무·검은콩·팥 2의 비율로 짓는다.
현미나 율무죽 등도 좋다.
검은깨를 뿌려서 충분히 씹어 먹는다.

부식

야초＝명아주, 쑥, 산달래, 삼백초, 질경이, 적설초, 괭이밥, 구기자, 칡, 쇠비름, 그 외 식용이 되는 야초를 가능한 한 활용한다.

모두 정혈 작용이 현저하고 원기가 크게 높아진다.

날된장＝된장에 부추, 파, 양파를 잘게 썰어 섞는다. 훌륭한 정장 효과가 있다.

미역, 다시마 등의 해초류＝요드, 칼슘을 풍부하게 포함해서 정장·정혈 효과가 크다.

당근, 우엉, 연근 등의 근채류＝몸을 따뜻하게 하고 저항력을 강화한다. 비타민 K도 포함되어 암을 억제하는 효과가 있다.

표고버섯, 송이버섯 등의 버섯류＝노폐산물의 처리, 배설을 스무드하게 하고 암을 억제하는 효과가 크다.

무즙＝위액·장액의 분비를 정상화하고 발암이나 암세포의 증식을 방지한다.

식물유(植物油)＝정장, 암종의 쇠퇴를 촉진한다. 참기름, 배아, 엽채류의 기름볶음 등에 이용해서 듬뿍 섭취하기 바란다.

〈그 외에 활용하기 바라는 유효 식품〉

매실, 목이버섯, 차조기잎, 양상추, 호박, 토마토, 감자, 머위, 콜리플라워, 옥수수, 미나리, 강낭콩, 양배추, 칡가루, 작은 물고기, 작은 새우.

건강 식품

배아, 엽록소, 효소는 반드시 섭취하도록 한다.

배아(胚芽)는 농약이나 방사능 등 공해물질을 신속하게 체외로 배출하는 작용이 있는 외에 항암 작용도 갖고 있다.

엽록소는 혈액 중의 육식 노폐산물이나 니코틴 그 밖의 유해물질과 직접 결합해서 그것을 중화·해독하는 작용을 갖고 있다.

효소에는 훌륭한 장(腸)의 부패 방지 효과가 있다. 혈액 정화를 꾀하기 위해서는 장의 부패를 방지하는 것이 가장 중요한 조건이다.

이 외 고려인삼, 로얄제리, 가막조개 엑기스 등을 첨가하면 한층 더 효과적이다.

약초차

삼백초, 질경이, 사철쑥, 감초, 지치, 율무, 적설초, 구기자 등을 달여서 차 대신 마신다.

야채 쥬스

레드비트, 그린 아스파라거스, 당근, 미나리, 셀러리, 크레송, 마늘 꿀 절임, 다시마 등을 주로 한 쥬스는 정장·정혈 효과가 크고 암 방지에 도움이 된다. 사과나 귤 등을 넣으면 마시기 쉬워진다. 효소, 배아, 엽록소, 그 외의 건강 식품을 넣으면 한층 더 효과적이다.

문명병 ④

정신병(精神病)도 몸의 병

정신장애자에 의한 자살이나 범죄가 최근 들어와 신문이나 주간지 지면에 자주 등장하고 있다. 그러나 그것은 빙산의 일각에 불과하다.

원래 우리나라에는 적었던 정신박약, 정신분열증, 조울병 등의 정신병자는 지금 급격히 증가하고 있는 추세에 있다. 그리고 조건만 갖춰지면 언제라도 정신병으로 이행하는 '정신병 예비군' 역시 증가하고 있다.

예컨대 성격 이상이나 정서장애, 노이로제 등이 그것이다. 말을 안 듣는다고 유아에게 필요 이상의 화풀이를 하거나 차끼리 슬쩍 스쳤다고 해서 마구 소리쳐 댄다. 이들 '예비 정신병 환자'들은 언뜻 정상으로 보일 정도로 보통인에 섞여서 생활하고 있어 여러 가지로 사회적인 트러블을 일으키기 쉽다. 특히 노이로제에 걸린 사람은 이것 저것 불필요한 고민거리로 괴로워하고 본인의 고통도 커서 모처럼의 능력도 허사로 만들고 있기 때문에 사회적으로 큰 손실이 되고 있다.

현대 생활 그 자체가 이런 정신장애를 낳는 요인이 되고 있다. 다양화와 스피드화 속에 흔들리는 사회는 잠시도 인간의 정신에 안식의 틈을 주지 않는다.

도로에는 자동차가 북적대고 항상 어딘가에서 사고가 일어나서 1년에 교통사고로 죽는 사람만도 적지 않은 비율을 차지한다. 머리 위에서는 철이 떨어질지 유리가 떨어질지 혹은 인간이 떨어질지 모른다. 또한 언제 가스관이 대폭발을 일으킬지 모른다. 이렇게 생명의 안전에 확신을 가질 수 없는 상황은 인심을 황폐화시킨다.

또한 현대 사회에서는 한 사람, 한 사람의 인간은 기계의 톱니는 커녕 그 핀 1개로 전락해서 있어도 되고 없어도 되는 존재가 되고 있다. 이런 속에서는 남의 생명도 자신의 생명도 경시하게 된다.

더욱이 현재 우리들은 매우 편리한 전자 문명생활을 영위하고 있는데 그들 전기 기구 중 진짜로 인간의 행복으로 이어지는지 어떤지를 충분히 검토한 후에 만들어진 것은 무엇 하나 없다. 모든 것은 그저 '팔릴까? 돈 벌 수 있을까?'라는 점만을 생각해서 급조되고 있다.

이런 생활조건 속에서 정신을 건전하게 유지하기란 쉬운 일이 아니다.

그러나 이런 상황이 인간에게 있어서 외부적인 조건인 한 그것은 어디까지나 상대적인 것이다. 절대성을 갖고 있는 것은 인체쪽의 생리이다.

즉 정신병이 되는 것은 그 사람에게 이상을 일으킬 소지가 반드시 있을 것이다. 그것은 체질 특히 신경계의 허약에서 비롯된다. 그리고 그 원인은 잘못된 식생활 특히 고기와 백미, 백설탕의 과잉섭취에 있다.

식생활을 바로잡아서 내장 기능을 가다듬고 신경계를 강인하게 만들어 나가지 않으면 정신장애를 진짜로 방지할 수 없다.

더구나 식생활 외에 현재 정신장애를 증가시키고 있는 원인이 되는 것은 마음의 단련이 부족한 점, 생활 전체가 자연과 소원해지고 있는 점을 들 수 있다.

현대는 민주화의 이름하에 여러 가지 규율이나 계율이 풀렸지만 이것은 인간성의 도야라는 점에서는 마이너스가 되고 있다.

심신의 단련을 받을 기회가 적기 때문에 생물학적으로 과보호 상태가 되어 버렸다.

또한 우리들은 자연과의 마음의 교류를 꾀함으로써 비로소 정신의 평정이 유지되도록 만들어져 있다.

그러나 현실 생활은 반대 방향으로 움직이고 있으며 생활의 장은 도시화로 인해 태양과 녹음으로부터 점점 더 멀어져 가고 있다.

이런 상황하에서 맨처음으로 허약해지는 것은 신경계이다.

□ **노이로제**

'현상을 나쁜 방향으로 과대하게 평가하고 낙담한다', '그래

서는 안 된다고 반성하고 자기 자신을 질책한다.'
 이 두 가지의 심리가 서로 얽혀서 일어나는 것이 노이로제다.
 스스로도 이상하다, 혹은 병적인 징후로 느끼는 자각이 있어 그것을 치료해야 한다는 강한 의욕을 갖고 있기 때문에 정신 장애로서는 가벼운 증상이다. 그러나 그런 만큼 본인의 고민은 커서 자포자기나 절망적인 마음이 되어 범죄나 자살로 이어지기 쉽다.

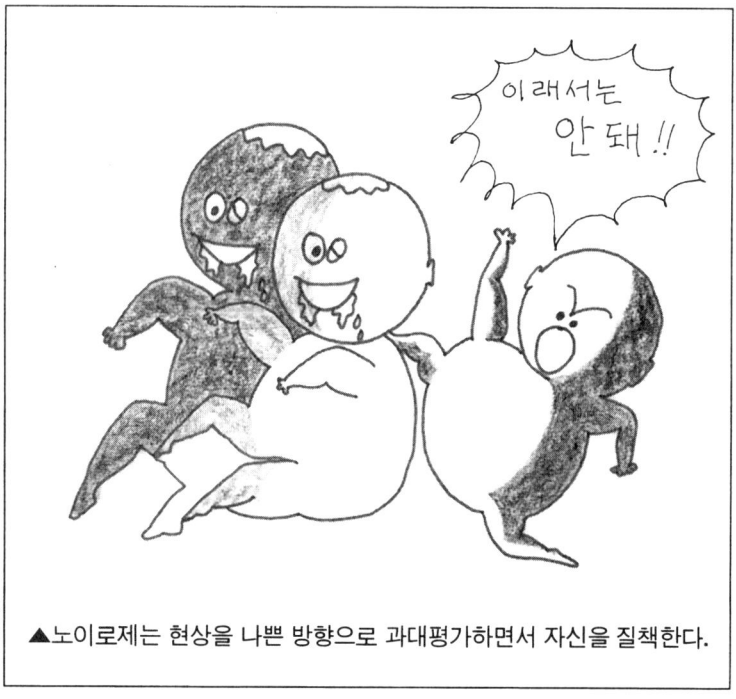

▲노이로제는 현상을 나쁜 방향으로 과대평가하면서 자신을 질책한다.

 증상에 따라서 분류하면 다음의 3종류가 된다.

강박신경증

남 앞에 나가면 긴장해서 입이 말을 듣지 않게 된다(대인공포), 암 그 외 중대한 병이 아닐까 걱정한다(질병 공포), 체취나 구취가 강해서 남이 싫어한다고 믿는다(체취 공포) 등이 있다.

정상인에게는 누구에게나 있는 심리적·생리적 현상을 이상하다고 믿는다.

불안신경증

심장이 두근거리기 때문에 심장마비로 죽는 게 아닐까, 잠이 안 오니까 뇌세포가 망가져서 죽어 버리는 게 아닐까……라고 멋대로 불안해 한다.

보통 사람이라면 아무렇지 않게 참을 수 있는 일에도 과민하게 반응하고 극도로 불안을 느낀다.

일반적인 신경질

불면, 두통 등을 호소한다, 피로·건망증이 심하다, 목에 무엇이 막혀 있는 것 같다, 변비·현기증이 있다는 등으로 툭하면 사소한 몸의 고통을 호소한다.

보통 사람이라면 이것들을 구구절절 남한테 호소하거나 하지 않고 실제적으로 해결책을 모색해 간다.

노이로제는 노이로제가 되기 쉬운 소질(기질 및 체질)이 먼저 있고 거기에 사업의 실패, 실연, 직장에서의 다툼, 가정불화 그 밖의 정신적 스트레스가 원인이 되어 일어난다.

정신적 스트레스를 완전히 없앤다는 것은 불가능한 일이기 때문에 노이로제의 치료에는 소질 그 자체를 치료해 나가야 한다.

일반적으로 기질이나 체질은 선천적인 것으로 바꿀 수 없다고 생각되고 있지만 절대 그렇지 않다. 체질은 체세포의 질이고 기질은 체세포의 반응 형식이다. 따라서 체세포의 질을 바꾸면 체질도 기질도 바꿀 수 있다.

체세포의 질에 결정적 영향을 미치고 있는 것은 혈액이다. 그 혈액의 성상을 결정하는 것은 음식이다. 결국 음식을 섭취하는 방법에 의해서 체질·기질도 바꿀 수 있는 것이다.

노이로제가 되기 쉬운 사람은 신경세포의 기능이 극도로 약해져 있다. 동물성 단백질 식품, 정백식품을 중지하고 현미·채식을 해서 장내 세균의 상태를 정상으로 하면 비타민이나 미네랄, 효소 등 신경 세포에 필요한 성분이 효율적으로 보급될 수 있으므로 신경 기능 전반이 튼튼해진다.

신경계가 튼튼하면 정신적 스트레스에도 강해지기 때문에 노이로제도 자연히 치료되어 간다.

마음의 병을 심리요법이나 정신분석요법이 아니면 치료할 수 없다고 생각하는 것은 잘못이다. 물론 그것들도 탁월한 효과가 있는 경우도 있지만 체질 그 자체를 개선하지 않으면 절대 완치할 수 없다.

하물며 정신안정제 등으로 인한 약물요법은 일시적인 위안에 불과하고 체질을 악화시켜서 병을 결국 치료되기 어렵게 할 위험성도 크다는 사실을 알아야 한다.

〈노이로제 치료에 좋은 식단〉

칼슘, 철, 나트륨을 많이 포함한 식품은 피를 깨끗하게 해서 자율신경의 실조를 바로잡아 시시한 일을 이것 저것 생각하고 한탄하는 성격을 고친다. 비타민 B류를 많이 포함하는 식품은 신진대사를 높여서 신경계를 강화한다.

주식

현미밥 = 현미 8, 율무 1, 기장(또는 검은콩, 팥) 1의 비율로 짓는다.

메밀을 먹는 것도 좋다. 검은깨를 뿌린다.

부식

참마 = 소화력, 체력을 강화해서 노이로제를 방지한다.

된장 = 풍부한 효모, 미네랄이 건전한 장내 세균을 번식시켜 혈액의 질을 좋게 한다.

백합뿌리, 연근, 호박 = 체력을 강화하고 신경기능을 정상화한다.

차조기잎, 무청, 셀러리, 양상추 = 칼슘, B_1을 많이 포함해서 정신을 안정시킨다.

다시마, 미역 등의 해초류 = 요드, 칼슘이 풍부해서 혈액을 알칼리성화한다.

파, 양파 = B_1의 흡수를 높여 신진기능을 높인다.

〈그 외에 활용하기 바라는 유효식품〉

당근, 파세리, 땅두릅, 호두, 토마토, 양배추, 배추, 가지콩, 오이, 콜리플라워, 머위, 표고버섯, 토란, 해삼, 조개, 가막조개.

약초차
감초, 쑥, 이질풀을 달여서 차 대신 마신다.

야채 쥬스
차조기잎, 민들레, 양상추, 토마토, 셀러리, 당근, 파세리, 크레송을 주로 한 쥬스는 호르몬 분비를 정상화하고 신경 기능을 강화한다. 감귤류, 사과, 메론 등을 넣으면 맛이 좋아진다. 두유를 넣어도 좋다.

□ 정서 장애

정서 장애란 외부와의 감정적인 적응이 정상으로 이루어지지 않기 때문에 일어나는 장애이다. 요즘은 어린이에게 매우 많아지고 있다.

자극에 대해 잘 적응할 수 없기 때문에 행동도 스스로 컨트롤할 수 없다. 그 때문에 여러 가지 이상 행동을 일으킨다. 이 이상한 행동은 여러 가지가 있는데 손톱 물어뜯기 등의 가벼운 것부터 가출이나 자살을 하는 중증의 것까지 있다.

일반적으로 뇌 및 몸에는 별로 장애가 없다고 한다. 그러나 자극에 대해 정상적인 반응을 할 수 없다는 얘기는 생리기능상에 약간의 장애가 있다는 얘기이다. 실제 정서장애아는 정상적인 어린이에게는 아무것도 아닌 일에 대해서도 과민한 반응을 보인다. 그만큼 신경계가 쇠약해 있는 것이다.

어린이의 정서 장애는 부모의 교육 방법의 실패에 기인한다.

특히 나쁜 것은 과보호이다. 그것도 동물성 단백질 식품을 주거나 과식시키거나 하는 식생활의 과보호가 가장 안 좋다. 우리들 인간에게는 식물성 식품에 포함되어 있는 조(組)단백, 조(組)지방, 그 외 미네랄, 효소 등의 미량 성분으로 자신의 몸의 단백질을 합성하거나 에너지를 생산하는 능력이 갖춰져 있다.

이 능력은 어린이에게 있어서는 특히 뛰어나다. 그것을 농축한 동물성 단백질 식품을 주거나 필요 이상으로 과식시키면 그 능력이 퇴화된다. 그 결과 원기가 없어진다.

게다가 간식으로 쵸콜렛이나 아이스크림, 사탕, 케익 등 단 것을 많이 주고 있다. 백설탕은 칼슘을 낭비해서 뼈나 이를 약하게 만듦과 동시에 신경세포의 기능을 현저하게 약화시킨다.

식생활의 개선과 함께 부모의 완벽주의적인 성격이나 습관, 공연한 걱정 등도 개선해야 한다. 꼼꼼하게 하는 것도 좋지만 사소한 일에도 시시콜콜 시끄럽게 주의를 주는 것은 피해야 한다.

또한 어린이에게 지나치게 기대를 걸고 이것 저것 생걱정하는 것도 좋지 않다.

어쨌든 지나치게 간섭하고 참견하면 어린이는 성격적으로

약해진다.

정서장애에는 주로 다음과 같은 것이 있다.

자폐증

친구 관계를 잘 유지하지 못하거나 전혀 맺을 수 없고 자신 속에 틀어박혀 버린다.

언제까지나 단순한 놀이를 반복하거나 교실에서는 주위에 아랑곳없이 부지런히 숫자나 낱말을 쓴다. 언어 발달은 정지하게 되더라도 시각표의 숫자나 자동차 종류 등은 놀랄 만큼 잘 기억한다.

등교 거부

단순한 학교 기피는 아니다. 본인은 게으름 피울 생각은 없고 오히려 학교에 갈 수 없는 것을 초조해 하고 있다. 그런데 '머리가 아프다', '배가 아프다'라는 식으로 병을 구실로 삼아 학교에 가고 싶어하지 않는다.

난폭성

싫은 소리를 들으면 불끈해서 곧 다른 아이를 때리거나, 물건 등을 휘두른다. 야단 맞으면 자신을 방어하기 위해 쓸데없이 흥분하여 난폭해진다.

이 외에도 집에서는 얘기하는데 밖에 나가면 말을 하지 않거나 부끄러워서 피하는 증상, 얼굴을 찡그리는 동작을 반복하는 틱증상, 빈뇨나 야뇨 등이 있다.

〈정서장애 개선을 위한 좋은 식단〉

판토텐산, 비타민 A, E를 많이 포함하는 식품은 정장효과가 크고 스트레스에 대한 저항력을 강화한다. 요드, 칼슘을 많이 포함하는 식품은 신경계가 강화돼서 마음의 평형을 유지한다.

주식

현미밥＝현미 8, 팥 1, 검은콩 1의 비율로 짓는다.
현미떡, 현미쑥떡도 매우 좋다.
검은깨를 반드시 뿌려 먹을 것.

부식

된장＝효모, 생리적 염분이 소화력을 강화하고 정서를 안정시킨다.
우엉, 연근, 당근, 백합뿌리＝몸을 따뜻하게 해서 체질·기질을 개선한다.
부추, 파, 양파＝소화 기능을 강화하고 정신을 안정시킨다.
조개＝글리코겐, 철, 비타민 B류가 풍부해서 체력을 강화한다.
마른 김, 미역 등의 해초류＝요드, 칼슘 등의 미네랄이 풍부해서 정혈 작용이 현저하다.

〈그 외에 활용하기 바라는 유효 식품〉

참마, 당근, 매실, 부추, 셀러리, 차조기잎, 오이, 머위, 표고버섯, 땅두릅, 배추, 시금치, 양상추, 호박, 무, 꿀, 작은 물고기, 새우, 가막조개, 모시조개 등.

약초차
감초, 차조기, 적설초, 질경이를 달여서 차 대신 마신다.

야채 쥬스
양상추, 셀러리, 차조기잎, 파세리, 당근 등을 주로 한 쥬스는 혈액을 정화하고 신경 기능의 실조를 회복한다.

사과, 감귤류를 넣으면 마시기 쉬워진다. 배아, 매육(梅肉) 엑기스 등의 건강 식품을 넣으면 한층 더 효과적이 된다.

두유를 넣어도 좋다.

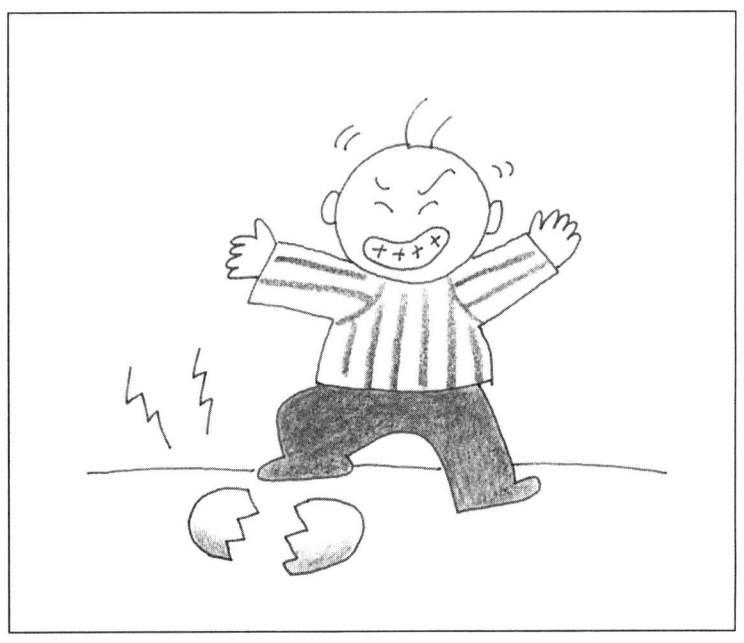

> 자연식 상식

❖ 노이로제성 식욕과다

칼로리의 과다섭취는, 다시 말하면 과식이다. 보통 식욕이 왕성한 것은 건강의 표시가 되고 있다. 그러나 노이로제로 인해서 필요 이상으로 과식하는 경우가 자주 있다.

식욕은 성욕과 나란히 동물의 2대 본능의 하나이지만 일과 가정문제에서 불안하게 되기라도 하면, '먹다'라는 것에 의해서 불안에서 빠져나오려고 한다. 가령 당신이 회사의 신입사원을 관찰해 보라. 극단적으로 식욕이 없는 사람도 있는 반면, 마구잡이로 대식하는 사람도 있을 것이다.

❖ 500칼로리로 55g의 체중이 증가한다

A라는 사람이 하루 500칼로리씩 과다 섭취하게 되면 약 55g의 군살이 된다. 이것을 1개월 계속하면 약 1.6킬로그램의 체중이 늘어나는 것이다.

500칼로리 오버(over)라는 것은 대단한 것이지만 부담도 없이 먹고 있는 동안에 500칼로리를 섭취하는 것은 간단하다.

제3장

날로 증가하고 있는 만성질환(慢性疾患)

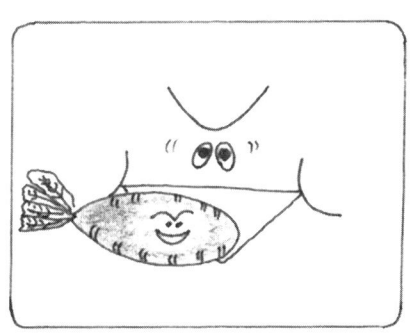

만성질환 ①

건강의 척도, 위(胃)와 간장(肝臟)

    병원을 찾고 있는 환자들 가운데 위나 간이 좋지 않아서 상담을 하는 사람은 압도적으로 많은 비율을 차지하고 있다.
    이것들이 변비, 당뇨병, 신경통, 류마티즘, 그 외 여러 가지 병의 배경을 이루고 있다.
    특히 암의 경우는 그 종류의 여하를 불문하고 이 위장 장애와 간장 장애가 우선 틀림없이 일어나고 있다. 이것은 반대로 위·간장 장애가 있는 사람은 늦건 빠르건 다른 병으로 발전할 가능성이 농후하다는 얘기로, 이 점에서도 위장 장애나 간장 장애는 한시라도 빨리 완치시킬 필요가 있다.
    그런데 현대 의료의 장에서는 몸의 상태가 나빠서 검사를 받으러 가도 '이상 없음'이라는 케이스가 제법 많다.
    그러나 현대 의학의 검사 방법으로 이상이 인정되지 않더라도 위장이나 간장의 기능이 확실히 쇠약해져 있는 경우는 많이 있다. 의료적인 검사보다 자기 자신의 감각이 보다 정확한 경우도 적지 않다.

그리고 그런 경우는 대개 위장 장애, 간장 장애가 존재한다. 만일 의학적으로도 '위장·간장에 이상 있음'이라고 진단되면 그 장애의 정도는 상당히 진행해 있다고 생각해야 할 것이다.

□ 동물성 단백질식(蛋白質食)으로 기능이 저하

위장이나 간장의 기능이 나빠지는 것은 매일의 식사량과 질이 잘못되어 있기 때문이다.

먼저 양의 문제이다. 옛날부터 '약간 모자란 듯이 먹으면 언제나 건강하다'고 하는데 현대인 대부분이 과식하고 있다. 그 과식 때문에 위장이 약해지고 간장을 지치게 만들고 있다.

음식의 양을 두 끼로 줄여 본다. 그것만으로도 증상은 상당히 호전될 것이다. 현대 생활에 있어서는 상당히 격렬한 육체노동을 하는 사람 이외에는 아침, 점심, 저녁 세 끼를 먹는 일은 어떤 의미에서는 과식을 하고 있는 것인지도 모를 지경이다. 왜냐하면 한 끼, 한 끼 자체가 충분한 영양식으로 이루어진 경우가 많기 때문이다.

한 끼에 얼마나 먹으면 되는지는 한사람 한사람 모두 다르다. 컨디션, 일의 능률, 기분, 머리의 기능 상태 등에 비추어 자신에게는 어느 정도의 양이 적절한지를 스스로 결정할 필요가 있다.

다음으로 음식의 질 문제이다.

먹는 양만 적당하면 되지 않는가? 하지만 그렇다고는 할 수 없다. 음식의 질이 나빠도 역시 위장 장애, 간장 장애가 일어난다.

즉 동물성 단백질 식품(고기, 달걀, 우유)이나 정백 식품(백미, 백설탕), 화학 조미료 등의 부자연 식품을 계속 먹고 있으면 위장이나 간장의 기능은 차츰 쇠약해진다.

특히 이런 질이 나쁜 음식을 계속해서 섭취하고 있으면 체질의 악화가 심해져서 그만큼 심각한 위장 장애나 간장 장애를 일으키게 된다.

□ 현미식·식물유(玄米食·植物油)가 유효

위장 및 간장의 기능을 정상화하기 위해서는 현미·채식을 실행하는 것이 가장 중요하다. 각종의 건강법이 바야흐로 붐을 일으키고 있는 오늘날 많은 학설들이 분분하지만 현미·채식 이상으로 확실한 효과를 가져오는 것은 없다.

현미·채식과 아울러서 양질의 식물유를 적극적으로 섭취하는 것이 중요하다. 추유제(抽油劑)를 사용하지 않고 기계적인 착유법으로 얻어진 식물유에는 리놀산, 리놀레인산, 올레인산 등의 유효 성분이 생리 기능에 유효하게 작용하는 활성 상태로 다량으로 포함되어 있다.

이것이 위장 장애, 간장 장애에 대해 현저한 약효를 나타내는 것이다. 예컨대 자율 신경을 안정화시켜서 위장의 기능을 정상화하거나 간의 지방대사를 정상화시키거나 하는 기능이다.

일반적으로 간장 장애에는 기름의 섭취는 좋지 않다고 하지만 반드시 그렇지는 않다. 양질의 식물유라면 뛰어난 기능 회복 효과가 있으므로 많이 섭취해야 한다.

□ 위장병은 가장 치료하기 쉽다

위장은 우리들 체내에서 가장 원시적인 기관이다. 동물의 세계를 두루 살펴봐도 머리가 없는 것, 수족이 없는 것 등은 드물지 않지만, 소화 기관이 없는 동물(단세포 생물을 제외하고)은 눈에 안 띈다. 어떤 동물이나 자신의 몸 세포와 영양을 흡수하기 위한 소화관 및 이 양자의 사이를 왕래하는 유주(遊走) 세포 3가지를 갖추고 있다.

몸을 구성하는 세포 즉 체세포가 없으면 몸의 형태를 유지할 수 없다. 동물은 음식을 섭취하지 않으면 살 수 없기 때문에 소화관(위장)은 절대로 불가결이다.

더욱이 체세포 하나 하나는 살아 있기 때문에 장에서 흡수된 영양물을 보내 주는 것이 있어야 한다. 즉 유주 세포는 혈구(血球)의 시작이다.

우리들의 몸의 기본적인 구성도 예외는 아니다. 위장 기능과 체세포의 기능은 혈구(혈액)를 매개로 강한 유대관계를 맺고 있다.

생리적 활성이 풍부한 체세포를 만들기 위해서는 강인한 소화기관이 필요하다.

즉 머리 기능을 좋게 하는데도 몸을 튼튼히 하는 데에도 위장이 건강해야 한다.

□ 소화란 생명 물질을 만드는 기능

소화란 그저 단지 소화관내에서 탄수화물이나 단백질, 지방이 화학적으로 분해되는 것은 아니다. 그런 기능이 전혀 없지는 않지만 소화 작용의 본질은 '물질의 질적인 전환과 발전'이다.

음식은 소화 작용을 받음으로써 보다 차원이 높은 '생명 물질'로 변해 간다. 즉, 무기 물질에서 유기 물질로, 유기 물질에서 단백질로의 전환을 이루고 그리고 단백질은 생명 활동을 영위하는 생명 물질로 발전해 간다.

이런 기능이 갖춰져 있기 때문에 우리들은 물질인 음식을 먹고 있으면서 생명 활동을 영위할 수 있다. 쌀이나 야채를 먹으면서 인간으로 살아갈 수 있는 것이다.

이 '물질의 전환·발전'을 위한 결정적인 조건을 부여하고 있는 것이 위장에서의 소화 작용이다. 위장 기능에 장애가 일어나면 생리 기능이 그 근본부터 흔들리는 것은 당연한 얘기이다.

□ 백미·육식으로 위장 기능이 저하

요즘 현대인의 체질은 극도로 나빠지고 있다. 사고력·판단력은 저하하고 자기 중심적이 되면서 스태미너가 없어 여러 가지 병에 걸리기 쉽게 되어 있다.

그렇기 때문에 뇌를 비롯한 체세포의 기능이 그만큼 나빠지고 있다. 그 원인의 첫째로 들 수 있는 것은 위장 기능의 실추이다. 실제 현대인의 대부분이 많건 적건 위장 장애를 일으키고 있다.

위장 기능의 실추를 부르고 있는 최대의 요소는 백미(白米)·육식(肉食)이다. 백미·육식을 하고 있으면 장내 세균의 생태는 현저하게 흐트러지고 병적 세균이 이상하게 번식해서 여러 가지 독소를 낳는다.

특히 원래 육식 동물이 아닌 우리들의 위장에서는 고기는 충분히 처리할 수 없다. 위장에 큰 부담을 주어 각종의 유해한 중간 산물을 낳는다.

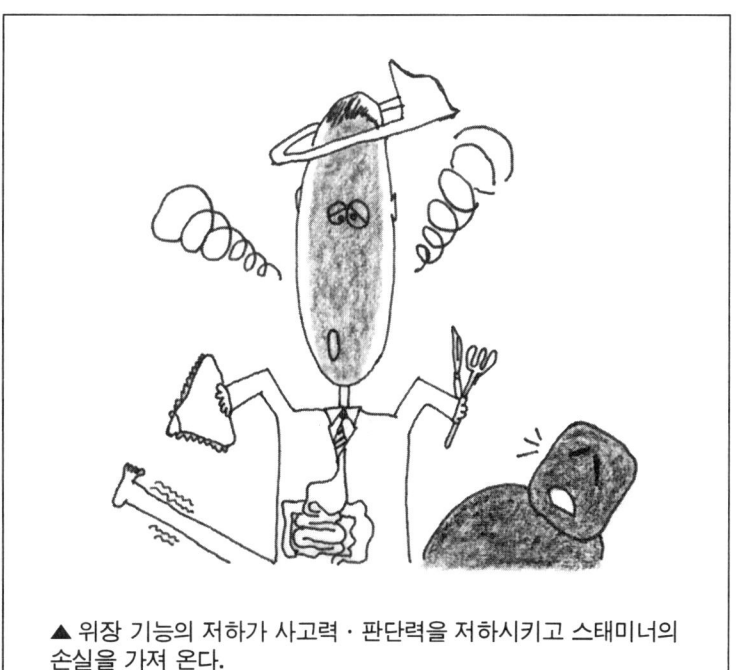

▲ 위장 기능의 저하가 사고력·판단력을 저하시키고 스태미너의 손실을 가져 온다.

또한 장점막도 약해져서 장내의 독소는 세균까지도 자꾸만 통과시켜 버리기 때문에 혈액은 산독화(酸毒化)한다. 필요한 영양 성분이 유해물까지 받기 때문에 혈액의 질은 매우 나빠진다. 이런 혈액이 전신을 돌며 체세포를 적시게 되면 체세포의 질이나 기능은 표면적으로 이상해질 것이다.

그 외 위장 장애가 일어나면 변비나 불면, 자율신경의 실조 등이 일어난다. 이들 생리 기능 장애가 복잡하게 서로 얽혀서 체질·컨디션을 근본부터 흔들어 놓는 것이다.

□ 낙천적인 마음을 가질 수 있는 비결

정신적 스트레스는 만성병의 원인으로써 중대한 요소이지만 위장병과는 특히 밀접한 관계가 있다. 위장은 원시적인 기관으로 감정의 움직임에 굉장히 민감하기 때문이다.

현대인은 부득이 규격화된 생활속에서 신경을 소모시키고 공해와 사회적 병리현상 등으로 끊임없이 감정을 격렬하게 동요시키면서 생활하고 있다.

그만큼 정신적 스트레스도 일어나기 쉽다. 정신적 스트레스는 신경조절 이상을 일으킨다. 즉 자율신경의 실조를 불러 위액의 분비에 이상을 일으키게 하거나 위장의 운동 상태가 변화하게 된다.

스트레스에 의해 야기된 위장 장애는 과식이나 식중독같이 아프다고 느끼기에 앞서서 트릿하다거나 팽만감 등의 증상을 느끼게 된다.

또한 이런 신경조절 이상은 암 노이로제에 의해서도 일어난다. 암 노이로제는 사소한 위의 이상 증상을 암 증상으로 믿기 때문에 일어난다.

그렇다고 다소 위장에 이상이 느껴지는 경우, 신경 안 쓰고 잊어 버려도 되느냐 하면 그렇지도 않다. 가벼운 이상이라도 고정화돼 버리면 위염이나 위궤양으로 발전해 간다.

위장의 이상감이 수일간 계속되는 것 같으면 위장병의 식사요법을 해야 한다. 그리고 암을 포함해서 병이라는 것이 무엇인지를 올바르게 이해할 필요가 있다. 그렇게 되면 자연히 낙천적인 마음을 가질 수 있게 되고 암 노이로제도 방지할 수 있다.

□ 위장병과 그 식사 요법

식사는 원칙적으로 가능한 한 위장에 부담을 주지 않는 것으로 한다. 일반적으로 위장병 환자의 식사라고 하면 백미죽, 고기페이스트(paste), 우유나 요구르트 등이 권장되고 있는데 이것들은 절대 치료에 도움이 안 된다.

위장 내의 체류 시간이 짧다고 좋은 것만은 아니다. 왜냐하면 이것들은 동물성 단백질 식품으로 체력을 강화할 수 없기 때문이다.

백미는 위장내의 체류 시간은 짧지만 유효 성분의 대부분을 잃고 있는 결함 식품이다. 동물성 단백질 식품은 아무리 잘게 으깨도 소화 기능에 많은 부담을 주는 음식이다.

현미·채식을 하는 것이 위장 장애를 치료하고 체력을 강화하는 유일한 방법이지만 위장병에 적합한 가공 조리 연구를 해야 한다.

예를 들어 대두 콩자반보다 납두나 콩가루 쪽이 좋고 생야채보다 푹 삶은 것과 야채 쥬스를 주는 편이 효과적이다. 또한 너무 찬 음식은 맞지 않는다는 것 등이다.

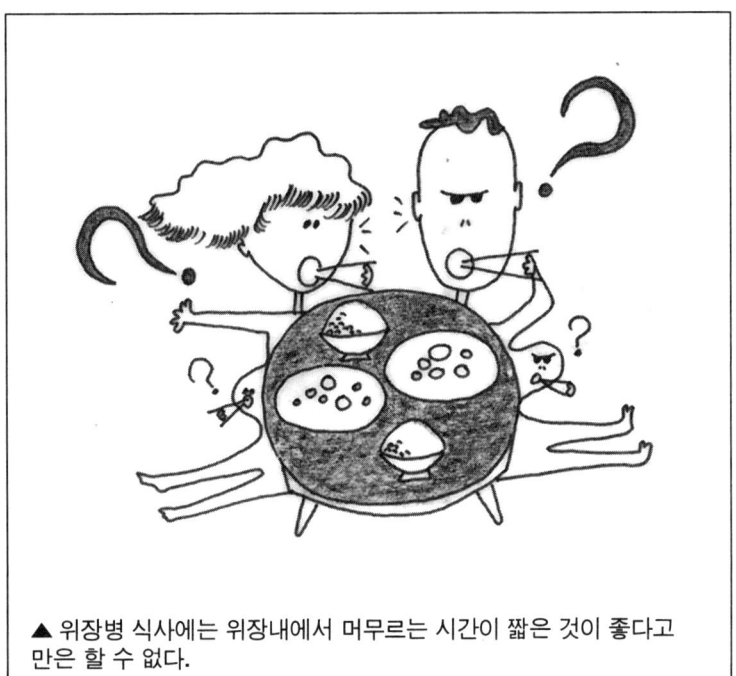

▲ 위장병 식사에는 위장내에서 머무르는 시간이 짧은 것이 좋다고만은 할 수 없다.

더욱이 위장병은 보통 식욕 감퇴에 빠지기 쉬우므로 반찬이 식욕을 돋구어 줄 수 있도록 미각과 시각 등을 고루 배려하는 것도 중요하다.

□ 만성위염

위산과 점막에 병변(病變)

만성위염은 위 점막에 염증이 일어나서 좀체로 치료가 안 되는 것이다. 대부분의 경우 식욕부진, 식사와 관련된 위통, 구역질, 위의 비릿함, 가슴앓이, 트림 등의 증상이 나타난다.

일반적으로 만성위염은 조직적인 관점에서 다음 3가지 패턴으로 나뉘지고 있다.

① 점막 표층에 짓무름이 생기는 '표층성 위염'
② 점막이 부풀어 팽팽해지는 '비후성(肥厚性) 위염'
③ 점막이 위축되는 '위축성 위염'이다.

①은 짓무른 증상이 점막층뿐인 것, 점막 아래의 조직에까지 미치고 있는 것 등의 차이는 있지만 위벽의 표면이 황폐한 상태로 되어 있다. 위 기능은 오히려 항진해 있다.

②는 위액을 분비하는 세포가 증식해서 위점막이 부풀고 팽팽해진 것으로 위산 분비가 많아지기 때문에 증상은 위산과다증과 비슷하다.

실제 병이 진행하면 위산과다나 그리고 위궤양이 되기 쉽다.

③은 위액을 분비하는 세포가 위축해서 위 점막이 얇아져 위액의 분비가 이상하게 감소한다. 진행되면 위산 감소증에서 위암이 되기 쉽다.

모두 위산 분비와 점막 저항성의 균형이 무너짐으로써 일어난다.

위액은 위벽에 있는 많은 분비 세포에서 분비된다. 염산, 단백분해 효소 펩신, 게다가 위점막 표면을 감싸 보호하는 점액의 3종류가 합쳐져 있다. 과산이나 저산이라는 것은 염산의 분비가 많거나 적은 것을 가리키고 있다.

과산형(過酸型)과 저산형(低酸型)

결국 위산의 분비 상태로 말하자면 표층성과 비후성은 '과산형', 위축성은 '저산형'이다.

과산이 되는 것은 세포 기능이 이상하게 높아졌을 때에 일어나는 현상이고 저산은 반대로 기능의 이상 저하이다.

따라서 위주머니가 노화하면 저산이 되기 쉽다. 노년이 됨에 따라서 저산이 되기 쉬운 것도 그 때문이다. 만일 젊은데 저산 상태가 되어 있으면 위주머니만이 노화돼 있다고 할 수 있을 것이다.

그러나 보통 과산 상태 쪽이 장애나 그에 따르는 고통이 크다. 병의 진행이 그만큼 급격해지기 쉽다. 그러다가 분비 세포가 지치게 되면 단숨에 저산으로 이행한다는 현상도 일어나기 쉬워진다.

식생활을 정상화해서 위 점막의 생리를 정상화하는 것이 가장 중요하다.

음식을 바로 잡으면 장을 깨끗하게 하면서 위주머니를 지탱하는 혈관에도 깨끗한 피가 보내진다. 위액의 분비 상태는 정상화됨과 동시에 저항성이 강화되어 염증도 쉽게 일어나지 않게 된다.

그와 동시에 위장 점막을 약화시켜서 혈액을 혼탁하게 하는 조건을 가능한 한 제거하는 것도 중요하다. 과식, 자극성 강한 식품(커피, 진한 차, 고추, 너무 찬 음식, 너무 뜨거운 음식)을 절제하고 정신적 스트레스를 유연하게 피하는 연구를 하는 것도 중요하다.

저산형은 위산의 작용을 원조하는 것을 보충해 준다. 소화 촉진 효과가 있는 식품을 섭취해서 식욕을 증진시킨다. 튀김 등 기름을 많이 포함한 요리는 위의 부담을 무겁게 하므로 피하는 편이 좋다.

과산형은 가능한 한 염증을 치료하는 효과가 있는 식품을 섭취한다.

소화 기능이 저하되어 있기 때문에 위장에 큰 부담을 주는 동물성 단백질 식품의 섭취를 중지한다. 또한 위점막 및 자율 신경을 자극해서 위액 분비를 촉진하기 때문에 섬유질이 딱딱한 것은 피한다.

또한 소화하기 어려운 오징어, 문어 등은 가능한 한 먹지 않도록 한다. 자극이 강한 향신료도 좋지 않다. 식사 횟수를 늘려도 괜찮으니까 1회분의 양을 가능한 한 줄인다.

〈만성 위염 치료에 좋은 식단〉

비타민 B_1을 많이 포함한 식품은 위 및 장내(腸內) 환경을 좋게 해서 전신의 생리 기능의 균형을 잡음으로써 위주머니의 기능도 강화시킨다.

칼륨, 망간, 황을 포함하는 식품은 위장 장애로 일어나는 여러 가지 증상을 제거한다. 효모나 효소를 풍부하게 포함하는 식품은 위장을 튼튼하게 하고 기능을 높인다.

주식
현미밥 = 현미 8, 팥 1, 검은콩 1의 비율로 짓는다.

부식
무즙 = 위액의 분비를 정상으로 해서 위벽의 짓무름을 치료한다.
시금치, 미나리 등의 푸른 채소 = 엽록소, 비타민 A, C 등이 염증을 가라앉힘과 동시에 점막의 저항성을 강화한다.
토마토, 오이 = 노폐산물의 분해처리를 스무드하게 하고 혈액의 산성화, 독성화를 막아 위점막의 기능을 정상화한다.
참마, 연근, 당근 = 소화 기능을 왕성하게 함과 동시에 몸을 따뜻하게 하고 기초 체력을 증강해서 체세포의 저항성을 강화한다.
된장 = 뛰어난 정장 작용을 가져 옴으로써 체질을 개선한다.
미역, 다시마, 녹미채 등 해초류 = 혈액을 알칼리성화하고 자율 신경을 안정화시키며 위를 튼튼하게 한다.

〈그 외에 활용하기 바라는 유효 식품〉
납두, 셀러리, 파, 부추, 마늘, 오이, 시금치, 양배추, 도라지, 표고버섯, 송이버섯, 호박, 그린 아스파라거스, 레터스, 순무, 머위, 레터스, 강낭콩, 피망, 무화과, 브로콜리, 감자 등.

약초차
쑥, 이질풀, 구기자, 질경이를 달여서 차 대신 마신다.

야채 쥬스
양상추, 미나리, 토마토, 차조기잎, 셀러리(잎, 줄기 모두), 양배추, 무화과, 무(잎·뿌리 모두), 당근, 레터스, 파세리 등을 주로 한 쥬스가 적당.

사과, 귤, 살구, 파인애플, 바나나, 파파야, 망고 등을 넣으면 마시기 쉽고 보다 효과적이 된다.

□ 위아토니 (胃 atony)

위벽의 긴장력이 약해지고 소화력도 저하되면서 위의 내용물을 장으로 보내는 힘도 약해져 있는 상태이다. 위하수인 사람이 걸리기 쉽다.

위의 기능이 약하기 때문에 먹은 것이 언제까지나 위속에 남는다. 그 때문에 여러 가지 불쾌한 증상이 일어난다.

위액 상태가 위산 과다 기미가 있기 때문에 일어나는 것과 위산 감소 기미이기 때문에 일어나는 것 2가지의 형태가 있으며 각각 증상은 나타나는 방법이 다르다.

위산 과다의 경우는 '명치의 통증'이 나타나는데 특히 야간이나 공복시에 나타나며 '가슴앓이', '유음(溜飮)'을 호소한다.

일반적으로 이 증상이 많은 듯 하다. 음식의 편식이 심해지고 자극성이 강한 것을 먹고 싶어한다. 초조해 하기 쉬워진다.

주요 원인은 자율 신경의 실조이다.

위산 감소의 경우는 '트릿함', '명치의 통증', '변비' 등이 있으면서 살이 안 찐다, 식욕도 없다, 저혈압이고 냉증이 있다는 증상을 호소한다.

또한 보기에 허약하고 신경질적인 타입에 많이 있다.

□ 위하수증(胃下垂症)

건강한 사람은 보통 위의 구부러진 부분(小彎)이 배꼽 위에 위치해 있다. 그것이 배꼽보다 아래에 있는 것이 위하수로 골반 속에 위가 들어 있는 상태이다. 위 근육의 긴장이 약해져 있기 때문에 일어나는 병이다. 대부분의 경우 위아토니를 합병하고 있다. 또한 장이나 신장 등 다른 장기의 하수를 동시에 일으키고 있는 경우가 많다.

처음은 어쩐지 위의 상태가 좋지 않고 변비 기미가 있으며 식후 1시간 정도되었을 때, 만복감, 압박감이 일어나게 된다. 목에 무엇이 막힌 듯한 느낌이 들고 위부에서 쿨렁거리는 소리가 난다.

불면이나 어깨 결림, 시력 저하, 초조감 등이 있다. 자극성 강한 음식을 먹고 싶어하고 담백한 것이 싫어진다.

대개 마른형으로 신경질적이지만 위하수를 치료하면 자연히 체형도 표준이 되고 낙천적이 된다.

영양 성분의 결핍이 많은 질환이므로 그것을 보급해 나가야 하지만 소화 능력이 저하해 있기 때문에 급격하게 실시해서는 안 된다. 식사량도 식사의 섭취로 위가 아프거나 쓰리지 않을 정도로 해야 한다.

향신료는 위액의 분비를 좋게 하는 효과가 있기 때문에 적량이라면 무리하게 금지하지 않아도 된다. 알콜 음료, 홍차 등도 소량이라면 섭취해도 좋다.

〈위아토니·위하수증 치료에 좋은 식단〉

칼륨, 망간을 많이 포함하는 식품은 위장의 긴장성을 높여서 기능의 정상화를 꾀한다. 비타민 B_2·D, 나트륨, 칼슘을 많이 포함하는 식품은 장 기능을 강화한다. 비타민 A, B를 많이 포함하는 식품은 물질 대사를 왕성하게 하고 식욕을 촉진한다.

수분 섭취를 극력 삼가고 몸 전체의 조직을 꽉 죄어가는 것도 중요하다.

주식
현미밥 = 현미 8, 팥 1, 검은콩 1의 비율로 짓는다.

부식
참마, 백합뿌리 = 위장에 쓸모없는 부담을 주지 않고 체력을 키워 체세포에 활력을 준다.
된장국, 납두 = 효모가 장내에 건전한 미생물을 번식시켜 혈액의 활성도를 높이고 세포의 탄력성을 높인다.

연근, 당근 = 비타민 A · C, 칼슘이 많아 위의 근육을 강장하는 효과를 보인다.

무즙 = 위액 분비를 정상화한다.

가막조개 = 비타민 A · B류, 칼슘, 철 등을 풍부하게 포함해서 혈액 성상을 정상화하고 세포 기능을 부활하며 내장하수를 치료하여 기능을 강화한다.

미역, 녹미채, 마른 김 등의 해초류 = 혈액을 알칼리성화하고 위를 튼튼하게 한다.

〈그 외에 활용하기 바라는 유효 식품〉
표고버섯, 파세리, 우엉, 감자, 시금치, 양파, 부추, 완두, 배추, 오이, 머위, 양상추, 레터스, 해삼, 무화과, 매실, 생강 등.

약초차
석결명, 감, 구기자, 이질풀을 달여서 차 대신 마신다.

야채 쥬스
만성 위염과 동일.

□ 위궤양 · 십이지장궤양

궤양이란 점막이 짓물러서 헌 상태인데 위나 십이지장에 궤양이 생기는 것은 위액 중의 염산이나 펩신 등 소화 효소의 작용 때문이다.

건강한 위장의 내면은 점막으로 보호되어 있다. 그러나 점막에 보내지는 영양 성분이 부적당하거나 혈액 순환에 장애가 생기면 점막의 저항성이 극도로 저하하거나 위산 분비가 항진한다.

그 결과 자신의 몸이 분비하는 위액으로 자신의 위벽이 손상되어 버린다. 위궤양이 되면 반드시 거기에 부수적인 증상으로 십이지장궤양도 일어난다.

궤양의 주요 증상은 식사와 관계가 있는 통증이다. 대개는 압박되는 듯한, 타는 듯한, 찔리는 듯한 경련 모양의 통증이 일어난다. 그 통증이 나타나는 방법은 궤양이 생겨 있는 부위에 따라 달라진다.

식후 곧 일어나는 경우, 식후 30분~1시간에 느껴지는 경우, 공복시에 느끼는 경우 등이 있다.

또한 위궤양과 십이지궤양은 통증 부위도 약간 다르다.

위궤양은 명치 부근이 아픈데 반해 십이지장궤양은 그 외에 등의 어깨뼈 사이도 아프다.

모두 공복이 되면 아프기 시작하는데 십이지장궤양의 경우는 뭔가 조금만 먹으면 통증이 없어지므로 구별할 수 있다.

이 외 흔히 볼 수 있는 증상은 트림이 잘 나고 가슴앓이가 일어난다. 구토나 변비도 일어나기 쉽다. 궤양인데 그쪽의 혈관이 침범당하면 거기에서 출혈이 되기 때문에 토혈이나 하혈(혈변)을 일으킨다.

병변이 위주머니 바깥쪽의 장막에까지 미치면 천공이 되는 경우도 있다. 천공이 생기면 그 순간에 상복부에 맹렬한 격통이 일어나고 복부는 판자처럼 딱딱하게 경직되면서 맥도 빠르고 작아지며 호흡은 자주 끊기게 된다는 등으로 격렬한 증상이 나타난다.

위점막의 저항성을 약화시켜 위액의 분비 이상을 부르는 직접적 원인은 자율 신경 실조에 있다. 또한 내분비기능도 관계하고 있다. 여성이 남성에 비해서 위궤양에 잘 걸리지 않는다. 그것도 젊은 사람에게 적고 나이를 먹음에 따라서 남성과 같이 많아진다.

또한 임신중인 경우에는 위궤양이 일어나지 않는다는 현상도 있다.

자율신경이나 내분비기능의 실조를 부르는 것은 동물성 단백질 식품 및 정백식품의 과식 및 정신적 스트레스다. 동물성 단백질 식품, 정백식품의 과식은 미네랄이나 비타민, 효소 등의 현저한 결핍 상태를 낳아 혈액 성상을 혼란시킨다.

그 때문에 신경세포나 선(腺)세포의 활동은 크게 지장을 받는다. 또한 과잉 스트레스는 부신피질 호르몬의 분비를 이상 항진시킨다. 이 호르몬이 자율신경에 작용해서 위액의 분비를 높인다.

〈위궤양·십이지장궤양 치료에 좋은 식단〉

칼륨이나 나트륨을 많이 포함한 식품은 위궤양·십이지장궤양에 유효하다. 비타민 U를 많이 포함하는 식품은 궤양에 특별히 효과가 있다.

비타민 A·B류·C, 칼슘을 많이 포함하는 식품은 소화액의 분비를 정상화하여 위·십이지장궤양을 방지한다.

주식
현미밥 = 현미 8, 율무 1, 검은콩 1의 비율로 짓는다. 현미에 검은콩을 넣은 죽도 좋다.

부식
양배추, 아스파라거스, 토마토 = 항궤양 인자인 비타민 U를 풍부하게 포함해서 뛰어난 효과가 있다.

감자, 콜리플라워 = 칼륨을 많이 포함해서 궤양에 유효.

당근, 양파, 오이, 열무 = 칼슘이 많아 혈액을 알칼리성화하여 궤양을 진정시킨다.

다시마, 파래, 미역 등의 해초류 = 비타민 B_{12}, 요드, 칼슘이 풍부하여 신진대사를 높여 손상된 조직을 원상복구시키는데 탁월한 효능을 보인다.

표고버섯, 송이버섯 등의 버섯류 = 지방의 분해처리를 해서 위장 점막의 저항성을 강화한다.

〈그 외에 활용하기 바라는 유효 식품〉
호박, 미나리, 양상추, 배추, 순무, 머위, 레터스, 콜리플라워, 까치콩, 가지콩 등(레몬, 피망, 부추, 죽순, 고사리를 피하는 편이 좋다).

약초차

감초, 율무, 쑥, 이질풀을 달여서 차 대신 마신다.

야채 쥬스
만성 위염과 동일.

특히 양배추는 효과가 크므로 양을 좀 넉넉히 하거나 항상 넣도록 한다. 양배추 특유의 냄새를 없애기 위해서는 살구, 복숭아, 메론, 파인애플 등을 넣으면 좋다.

□ 간장병

간장 기능이 스태미너를 좌우
'현대는 간(肝)으로 승부하는 시대다'라고 한다.

강하게 살아나가는데 건전한 머리나 심장이 필요함은 말할 필요도 없는 얘기로 현대는 그 위에 몸의 활력이 크게 위력을 발휘하는 시대라는 의미일 것이다. 확실히 생동감 넘치는 기운은 간장에 힘 입는 바가 크다.

간장은 횡격막의 바로 아래, 오른쪽 상복부에서 명치 상부에 위치한다. 심장처럼 박동하지 않고 위장처럼 운동하지 않는 '침묵의 장기'가 매우 중요한 역할을 담당하고 있다.

① 담즙을 생성하면서 지방의 소화 흡수를 도움과 동시에 혈액 성분의 대사(代射)를 하고 있다.

② 각종의 물질 대사를 한다. 탄수화물, 지방, 단백질, 비타민 등 영양물 일체의 대사를 해서 혈액 성분의 정상화를 꾀하고 있다.

③ 해독 작용을 한다. 육식성 유해물질, 화학물질, 니코틴 등 각종의 유해 물질을 복잡한 화학 반응으로 무독화(無毒化)하고 있다.

④ 조절 작용을 한다. 혈청 단백, 혈중 호르몬을 일정하게 유지하도록 조절하고 있다.

결국 간장은 물질 대사의 정상화, 혈액을 깨끗하게 해주는 정화작용을 함으로써 생명 유지에 가장 중대한 작용에 주역을 연기하고 있다.

그런데 이 간장 기능이 현대인에게 있어서는 많건 적건 장애 받고 있다. 현대인이 바이탈리티가 없어지고 스태미너가 약해지고 있는 것은 첫째 여기에 원인이 있다.

기계문명의 발달로 인한 생활 템포의 스피드화나 땀 흘리지 않는 생활, 더욱이 정신적 스트레스의 증대 등은 모두 자율신경의 균형을 무너뜨려 혈액순환의 장애를 일으키고 간장을 약체화시키는 조건이 된다.

그러나 무엇보다도 큰 악조건이 되고 있는 것은 백미·육식의 과식이다. 미네랄, 비타민 등의 미량 유효성분의 결핍, 동물성 단백질의 과잉은 간장에는 치명적이다.

이것들은 간(肝)을 실질적으로 기능시키는 간세포의 기능 그 자체를 혼란시킨다. 간세포의 질은 약해져서 파괴되기 쉬워진다. 이런 간장에 있어서는 독성이 강한 화학물질(공해물질이나 식품첨가물 등)이 들어오거나 간염 바이러스가 작용하면 잠시도 지탱하지 못하고 기능 부전에 빠지거나 발병해 버린다.

간장은 예비력이 크기 때문에 상당한 정도 장애가 있어도 그것다운 증상은 나타나지 않는다. 확실한 증상이 나타나면 상당히 중증이라고 생각해야 한다.

따라서 현대와 같이 공해시대, 그것도 백미·육식이 당연시되고 있는 시대에 있어서는 항상 간장 기능의 정상화를 꾀하는 노력을 할 필요가 있다.

특히 현재 간장 장애가 있는 사람은 확실히 효과가 오르는 방법으로 조급히 기능 회복을 꾀해야 한다.

그나마 희망적인 것은 간장은 매우 재생 능력이 큰 장기라는 사실이며 간세포의 기능이 정상화하면 새로운 세포가 계속 생성되므로 중증의 간장병일지라도 절대 절망할 필요는 없다.

□ 만성 간염

급성 간염에서 만성으로 이행한 것, 간기능 장애가 서서히 진행해서 만성간염이 된 것이 있다. 모두 백미·육식 위주의 식사 및 가공식품의 상식으로 간기능이 장애받아 일어난다.

급격한 증상이 나타나지 않기 때문에 깨닫지 못하는 경우가 많다. 다음과 같은 증상이 약간 있으면 일단 간장장애를 의심해 보아야 한다.

어깨가 결린다, 목줄기가 결린다, 현기증이 난다, 후두부가 무겁다, 안색이 창백하다, 식욕이 없다, 구역질이 난다, 갑자기 술에 약해졌다, 적극성이 없어졌다, 몸이 나른하다, 기분이 우울하다 등.

간장의 기능장애가 진행하면 ① 황달증 ② 간장의 부기(浮

氣) ③ 복수(腹水) 등을 볼 수 있게 된다.

　간장 기능이 저하하면 담즙 색소의 일종인 빌리루빈의 배출이 잘 안 되게 된다. 그 때문에 이 색소가 혈액 중에 늘어나서 소변이 맥주색이 되거나 손톱이나 흰자위가 황색을 띠게 된다. 붓는 것은 담즙 성분이나 수분의 울대가 일어나기 때문이다.

　그리고 간장에 보내어지는 혈액(정맥혈)의 흐름이 장애를 받으면 혈장 성분이 혈관 밖으로 새어 나가서 복수나 부증(浮症)이 일어난다.

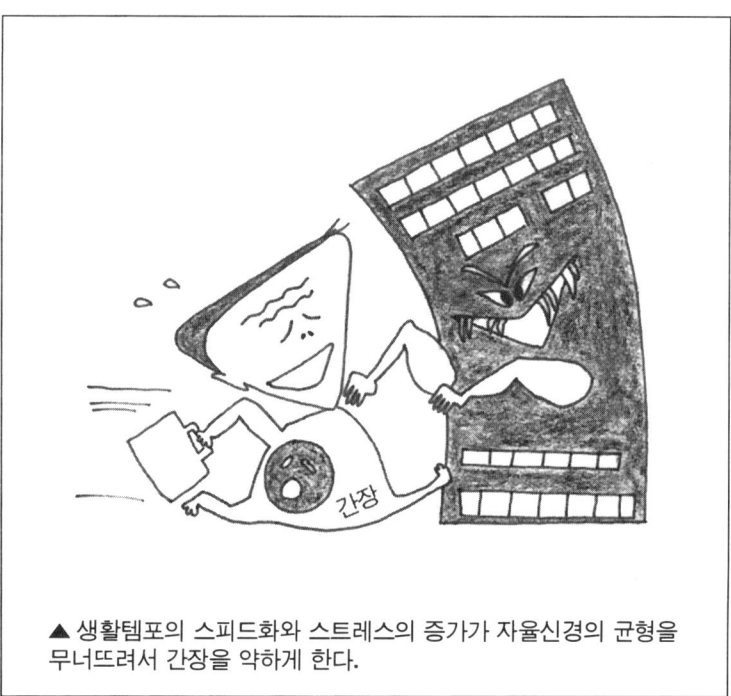

▲ 생활템포의 스피드화와 스트레스의 증가가 자율신경의 균형을 무너뜨려서 간장을 약하게 한다.

□ 고단백질의 식사 요법은 잘못된 것이다

간장 기능의 정상화를 꾀하기 위한 최대의 포인트는 간장을 기르고 있는 혈액의 이상(異狀)을 바로잡는 것 및 간장 기능에 해를 끼치는 유해물을 절대 섭취하지 않는 것 2가지이다.

일반적으로 간장이 좋지 않을 때 권장되는 식사요법은 고단백질식이다.

그렇게 권장되는 이유는 음식물로써 섭취한 단백질로 우리들 인체 고유의 단백질이 만들어지며 또한 대사 작용을 신속하고 원활하게 영위하는데 있어서 빼 놓을 수 없는 물질인 효소도 마찬가지로 그 단백질로 만들어지기 때문이다.

간장병을 치료하기 위해서는 몸에 원기를 주어야 한다. 또한 원래 대사의 총원체로서의 기능을 하고 있는 간장이니까 효소단백을 보다 대량으로 필요로 하고 있다고 하는 것이 그 이유이다.

그러나 우리들은 원래 곡채식(穀菜食) 동물이기 때문에 음식으로 섭취한 단백질(특히 고기, 우유, 달걀)을 소재로 해서 정상적인 체세포를 만드는 능력은 없다. 즉 동물성 단백질 식품을 아무리 섭취해도 몸에 원기는 붙지 않고 대사에 유효한 효소도 생기지 않는다.

그 뿐인가? 건전한 간세포를 만들기 위한 소재(식물성 탄수화물이나 미네랄, 비타민 등)가 결핍되어 매우 약한 세포가 만들어진다. 더구나 육류는 소화관내에서 충분히 다 처리할 수 없기 때문에 암모니아 등의 유독한 중간산물이 대량으로 생산된다. 이 유독물질은 해독기관인 간장을 매우 혹사시키게 되는 것이다.

건전한 간세포를 만들기 위한 소재는 현미·채식에서 다량 섭취할 수 있다.

□ 술만이 해로운 것은 아니다

간장 장애라고 하면 곧 알콜 음료의 과음이 문제시된다. 물론 연일 뒤집어쓸 만큼 마셔서 좋을 것은 없다. 그러나 알콜은 적당한 양이라면 간장은 극히 자연 물질로서 순조롭게 대사해 준다.

물론 이것은 식품 첨가물 등의 유해 물질이 일체 들어와 있지 않는 자연술의 경우다.

백미·육식·식품첨가물이 들어간 가공식품을 먹고 있고 또한 첨가물이 들어간 알콜을 마시고 있는 사람에게는 양의 대소에 관계없이 간장 장애가 확실히 일어난다.

이러한 실태와 아울러 육식과 마찬가지로 크게 간장 기능을 해치는 것은 식품에 포함되어 있는 화학 물질이다. 화학 물질이 혈액 중에 포함되어 보내지면 간장은 매우 복잡한 화학 반응을 보이면서 급히 서둘러서 그 물질을 분해 처리하여 무독화한다.

그러나 오늘날같이 잇따라 대량의 화학 물질이 보내져 오면 아무리 예비력 있는 간장일지라도 과로해져서 마침내는 기능 감퇴에 빠져 버린다. 따라서 화학 물질의 체내 침입은 적극 방지해야 한다.

즉 식품 첨가물이 들어 있는 식품을 먹지 말아야 하며 화학

조미료의 이용 중지, 중성세제로 식품을 씻지 않을 것 등을 실천해야 한다. 그 밖에 수돗물을 태양석으로 처리한 후 이용하는 것 등도 지킨다.

더구나 화학적으로 합성된 약을 먹지 않는다는 것도 중요한 조건이다. 일반적으로 간기능 개선제로 판매되고 있는 약은 합성 비타민을 주체로 한 것이다. 간장을 강하게 하기는 커녕 점점 더 약하게 만들어 버린다.

〈만성간염 치료에 좋은 식단〉
리진, 타우린을 많이 포함하는 식품은 간장 기능을 높인다. 철, 비타민 A, P, K를 많이 포함하는 식품은 간장 기능을 정상화시킨다. 마그네슘, 인을 많이 포함하는 식품은 황달을 방지한다.

주식
현미밥 = 현미 8, 검은콩 1, 팥 1의 비율로 짓는다.
기장과 현미죽 등도 좋다.

부식
당근 = 비타민 K가 많아 간장 기능을 강화한다.
셀러리 = 메티오닌을 많이 포함해서 간장을 강화한다.
된장 = 간장 기능을 높여 해독 작용을 강화한다.
조개, 가막조개, 해삼 = 리진, 타우린이 풍부해서 간장병에 탁월한 효과가 있다.

다시마, 미역, 큰실말 등의 해초류 = 비타민 B_{12}가 포함되어 간장 기능을 정상화하고 간염을 방지한다.

그린 아스파라거스, 양파, 토마토 = 요드가 풍부해서 간장병에 유효.

〈그 외에 활용하기 바라는 유효 식품〉

호박, 부추, 파세리, 양상추, 미나리, 무, 순무, 양배추, 시금치, 옥수수, 쑥갓, 표고버섯, 배추, 파, 머위, 칡가루 등.

약초차

사철쑥, 구기자, 석결명을 달여서 차 대신 마신다.

야채 쥬스

양상추, 레드비트, 미나리, 토마토, 양배추, 차조기잎, 파세리, 피망, 양파, 당근, 셀러리, 마늘(꿀 절임이 좋다), 사과를 주로 한 쥬스가 좋다. 다시마물, 매육(梅肉) 엑기스 등을 넣으면 보다 효과적이다. 메론을 넣으면 맛이 좋아진다.

□ 간경변증

만성적인 간기능의 문제는 여러 가지 경과를 거친 후에 간부전(肝不全)의 일보 직전 상태에까지 이르게 된다. 간부전이 되면 간장 기능이 극도로 악화되어서 간장 이외의 각 장기 기능도 유지할 수 없게 되어 대부분의 경우 사망한다.

그런데 간경변(肝硬變)은 만성간염 등으로 간장 세포가 파괴되고 새로운 세포가 만들어지는 것을 반복하는 사이에 섬유조직이 늘어나서 마침내 간장이 딱딱해져 버리는 것이다.

이렇게 되면 간장내의 혈액 순환은 현저하게 나빠지고 간장 기능은 마침내 저하한다. 중증이 되면 간경변 특유의 증상인 ① 복벽(腹壁)의 정맥이 부어 오르고 ② 식도정맥류가 생긴다.

간장에는 복부의 각 장기에서의 혈관이 문맥을 경유해서 흘러 들어오고 있다. 이 흐름이 나빠지면 정맥혈은 다른 루트(복벽의 정맥)를 지나서 심장으로 돌아가게 된다.

이 새 루트는 정상시보다 훨씬 대량의 혈액을 녹여서 부풀어 오른다. 마찬가지로 울혈된 정맥혈이 식도에 혹(정맥류)을 만들기 쉽게 된다. 이 정맥류가 파열해서 대출혈을 일으키면 생명이 위험해진다.

그런 상태가 될 때까지는 병은 서서히 진행하기 때문에 특유한 증상은 볼 수 없다.

어쩐지 피로하다, 위가 쓰리다, 복부 팽만감이 느껴진다, 식욕이 없다, 안색이 창백하다……라는 일반 증상이 나타난다. 때로는 황달 증상도 나타나고 몸이 마른다.

장홍반(손바닥에 선홍색의 반점이 많이 나타난다), 지주막혈관종(얼굴이나 목덜미, 가슴 언저리에 붉은 반점이 나타난다), 여성 유방(남성이라도 유방이 부푼다), 복수(하복부가 튀어 나와 개구리배가 된다) 등의 증상이 나타나면 상당히 중증이라고 생각해도 좋다.

간경변은 간기능 장애가 상당히 진행한 것이지만 절대 치료되지 않는 병은 아니다. 만성간염의 식사용법을 한층 엄밀하게 실시해서 간장을 돌보는 혈액을 깨끗하게 하고 간장을 혹사하는 화학물질을 섭취하지 않도록 하는 것이 중요하다.

일반적으로는 영양불량과 술의 과음이 원인이라고 해서 고단백 고칼로리식이 필요하다고 생각되고 있다. 과음이 좋지 않은 것은 사실이지만 고단백 고칼로리식은 완전히 역효과가 된다.

원래 간장병의 식사요법은 단백질과 지방을 적극 제한하는 것이었다. 그러나 구미식으로 바뀌어 그들 제한이 완화되어 왔다. 특히 최근에는 고단백식을 섭취시키도록 되어 있다. 간세포나 혈액 성분을 보다 세부적이고 근시안적으로 보게 되어 단백질이나 아미노산의 존재에 눈을 돌리는 결과가 되어 버렸다.

그러나 고단백식 특히 고기, 달걀, 우유의 과잉 섭취는 혈액을 산독화시켜 간장에 현저한 부담을 주어 과로로 몰아 넣는다.

간 기능 장애의 치료는 간장의 피로를 제거하는 것부터 시작해야 하는 것이다. 따라서 백미·육식은 즉시 현미·채식으로 바꿀 필요가 있다.

〈간경변 치료에 좋은 식단〉

마그네슘을 많이 포함한 식품은 간경변 방지에 도움이 된다.

철, 불소, 비타민 A, C를 많이 포함한 식품은 간장 장애를 회복시키는 효과가 있다.

주식

현미밥 = 현미 8, 검은콩 1, 팥 1의 비율로 짓는다.

기장이나 율무를 넣은 현미죽도 좋다.

부식

된장 = 장내 세균의 상태를 정상화하고 혈액 성상을 정상화해서 체질 개선을 한다.

토마토 = 단백성 노폐산물의 처리·배설을 촉진해서 간장 기능을 회복시킨다.

콩나물 = 알기닌, 아스파라긴이 많이 포함되어 간 기능을 강화하는 작용이 크다.

마늘, 양파, 파 = 장과 혈액을 깨끗하게 하는 작용이 크고 강장 효과가 현저하다.

녹미채, 다시마 등의 해초류 = 요드, 칼슘이 풍부해서 신진 대사를 왕성하게 하고 혈액을 깨끗하게 해서 간장의 부담을 크게 경감시킨다.

무청, 양배추, 옥수수 = 마그네슘을 많이 포함해서 간경변에 유효.

〈그 외에 활용하기 바라는 유효 식품〉

표고버섯, 송이버섯, 가막조개, 조개, 모시조개, 양상추, 연근, 오이, 매실, 차조기잎, 미나리, 호박, 머위, 무, 참마, 부추, 까치콩, 콜리플라워 등.

약초차

사철쑥, 율무, 적설초, 구기자를 달여서 차 대신 마신다.

야채 쥬스
만성 간염과 동일.

□ 담낭염

담낭(膽囊)은 간장의 아래면에 붙어 있는 계란 크기의 주머니. 간장에서 만들어져 끊임없이 보내져 오는 담즙을 저장하여 필요에 따라 십이지장으로 내보내는 기관이다.

담낭에서 십이지장으로의 담즙의 통로를 담관(膽管)이라고 한다. 그 십이지장으로의 개구부에는 담즙의 나옴을 조절하는 오디씨 괄약근이 있다.

담즙은 간장(肝臟)내에서 1일 500~1000㎖ 생성된다. 그것이 담낭에 저장되어 있는 동안에 수분은 흡수되고 점액이 더해져서 약 8배로 농축된다.

담즙은 음식물의 소화 흡수를 돕는 기능을 갖고 있다. 십이지장에 음식물이 보내어지면 담낭은 수축해서 담즙을 짜낸다.

특히 음식물에 지방분이 많이 포함되어 있으면 담즙은 대량으로 방출된다.

담낭의 수축과 괄약근의 기능이 충분히 이루어지지 않으면 담즙은 담낭 속에 정체해서 여러 가지 담낭 장애를 일으킨다. 가장 많은 것은 담낭염과 담석증이다.

모두 담낭에 기능 장애가 있을 때, 담즙 성분이 이상해질 때에 일어난다.

 일반적으로 담낭염은 세포의 감염으로 일어나는 것으로 생각되고 있다. 그 경로로써 ① 십이지장 상부의 산도(酸度)가 약해져서 장으로부터의 세균이 위로 올라 온다. ② 소화관내의 세균이 문맥을 통해 담즙에 포함되어 담낭에 이른다. ③ 림프관을 타고 세균이 들어온다. ④ 담낭을 돌보고 있는 동맥혈을 통해서 세균이 들어온다 등의 경우로 생각되고 있다.

 이들 세균에 의한 감염만이 절대 원인이라고는 말할 수 없지만 이런 현상도 실제로 있을 수 있다.

 그러나 문제는 그런 병적인 세균이 어디에서 어떻게 만들어졌느냐 하는 점이다. 원인을 말하자면 그들 병적 세균은 소화관내에 생긴 것이다. 장내에는 각종 박테리아가 살고 있지만 병적 박테리아가 이상 번식하는 최대의 원인은 육식, 정백 식품의 과식이다.

 육류나 백미, 백설탕이 유해 세균의 번식에 알맞은 물질적 조건을 갖추고 있기 때문이다.

 또한 육식은 장기능을 감퇴시켜서 원래는 통과시킬 리 없는 세균을 통째로 통과시켜 버린다. 결국 혈액은 산성·독성화한다.

 이렇게 산성·독성화한 혈액중의 병적 세균은 표착한 조직 특히 저항성이 약해져 있는 부위에서 활동을 개시하는 경우도 있을 수 있다.

 담즙 자체도 영양 성분이 풍부하기 때문에 세균이 번식하기에는 안성맞춤의 장소이다.

한편 산독화한 혈액은 담낭을 구성하고 있는 세포의 신진대사에 변화를 가져 와서 결국 담낭의 기능 장애를 일으킨다.

따라서 근본 원인은 혈액의 산성·독성화로 그것을 유발한 식생활의 잘못에 기인하고 있다.

고기, 우유, 달걀 등의 동물성 단백질 식품, 백미, 백설탕 등의 정백 식품의 섭취를 멈추고 우리들의 장내 환경을 정상화해 주는 현미·채식을 해야 한다.

경증일 경우는 특별한 증상은 나타나기 어렵다. 우측 늑골 밑에 둔한 통증이 있고 누르면 통증이 강해진다. 그 외 여러 가지 위장 증상이 일어나는 정도인 경우가 많다.

병이 진행하면 담낭이 찢어져서 복막염을 일으키면서 복부에 격렬한 통증이 일어난다.

또한 대부분은 담석증과 동시에 발병하고 있기 때문에 담석증의 증상이 나타난다.

□ 담석증

담석증(膽石症)이란 담낭이나 담관에 결석이 있어 그 돌 때문에 염증이 일어나서 여러 가지 증상을 나타내는 질환이다.

초기 증상으로써 먼저 나타나는 것은 산통(疝痛 ; 심한 발작성의 간헐적 복통)이라는 통증이다. 아무런 징조도 없이 갑자기 아프기 시작하는 경우도 있지만 오른쪽 옆구리 간(肝) 부위에 불쾌감이 느껴지고 식후에 위의 팽만감, 가슴앓이, 위통, 구토, 오한이 난다는 등의 징조가 있은 후에 격심한 통증이 일어나는 경우가 많다.

통증이 나타나는 방법은 독특해서 우측 상복부(간 부위) 뿐 아니라 우측 어깨, 우측 등으로 퍼진다. 환자는 굴러 다니며 아파하고 식은땀이나 구역질이 강해져서 노란 액을 토해내는 경우도 있다.

이것을 '담석발작'이라고 하는데 이 발작은 튀김, 뱀장어, 중화요리 등의 기름진 음식을 섭취한 밤 등에 일어나기 쉽다. 이것은 담낭이 강하게 수축해서 담낭 속의 담석이 움직이거나 담관에 담석이 걸려서 경련을 일으키거나 하기 때문이다.

또한 담석은 십이지장으로의 출구에 걸리기 쉽다. 걸리면

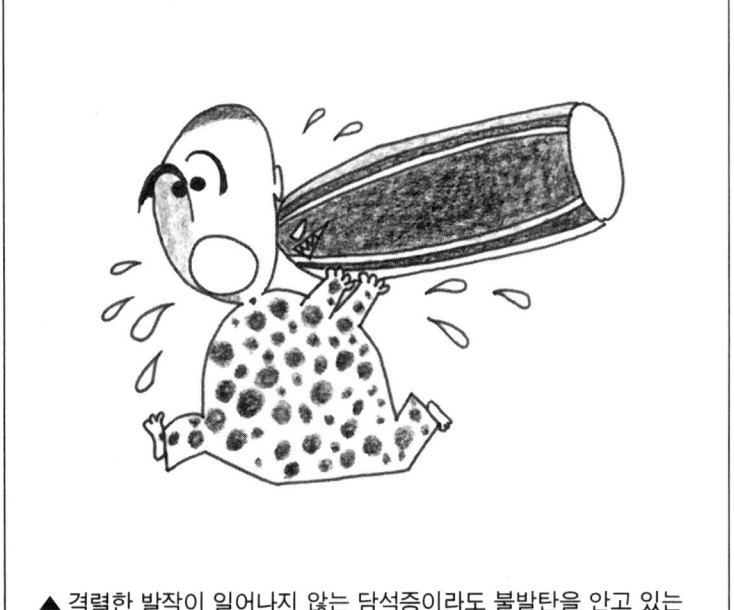

▲ 격렬한 발작이 일어나지 않는 담석증이라도 불발탄을 안고 있는 것과 같아서 항상 안심할 수 없다.

담즙의 흐름은 스톱하고 담즙 색소(빌리루빈)가 혈액속으로 역류해서 황달 증상을 보인다.

격렬한 발작이 일어나지 않는다고 안심할 수는 없다. '침묵하는 돌멩이'라고 해서 아직 증상을 나타내지 않은 채 배 안에 돌을 갖고 있는 사람이 있다.

이런 사람은 불발탄을 안고 있는 것과 같다. 언제 커져서 터질지 모른다.

또한 격렬한 산통이 일어나지 않고 어쩐지 상복부가 무겁고 등이 땅긴다는 자각 증상만 보이는 사람도 있다.

담석이 어떻게 해서 생기느냐의 메카니즘은 아직 해명되지 않고 있다. 그러나 담즙 성분의 이상이 유력한 원인임은 확실하다. 담즙 성분이 이상해지면 담즙의 흐름이 나빠지고 딱딱해지기 쉬워져서 담낭이나 담관에 염증 등의 장애를 일으키기 쉬워진다.

또한 담석의 형상도 성분도 가지 각색인데 크게 나누면 빌리루빈이 딱딱해진 것, 다갈색 내지 흑색의 것, 콜레스테롤이 주성분이 되고 있는 담황색 내지 백색의 것이 있다.

이상의 사실로 담석증은 육식, 정백식에 의해 일어나기 쉽다고 할 수 있다.

동물성 단백질 식품은 혈액을 산독화(酸毒化)시켜서 콜레스테롤의 대사를 혼란시켜 콜레스테롤의 과잉 생성을 부른다. 정백 식품은 미네랄, 비타민의 결핍으로 담낭 기능을 악화시키는 데다가 근지방의 결핍으로 담즙의 배출을 악화시켜서 빌리루빈의 이상 정체를 부른다.

또한 동물성 단백질 식품이나 정백(精白)식품은 모두 호르몬 분비를 불균형스럽게 하고 담관 출구의 수축작용을 불충분하게 한다.

더구나 정신적 스트레스는 담관을 긴장시켜서 담즙의 흐름을 정체시켜 담석을 만들기 쉽게 한다. 마음 가짐도 중요한 문제이다.

〈담낭염·담석증 치료에 좋은 식단〉

비타민 A를 많이 포함한 식품은 결석(結石) 예방에 도움이 된다. 비타민 B류, C, K를 많이 포함하는 식품은 담즙의 유출을 촉진하여 담낭의 염증을 치료함과 동시에 결석을 용해시키는 효과가 있다.

주식

현미밥 = 현미 8, 검은콩 1, 율무 1의 비율로 짓는다.
때에 따라서 메밀로 해도 좋다.

부식

부추, 파세리, 차조기잎 = 비타민 A가 풍부해서 담석증을 방지한다.

호박, 당근 = 비타민 A, K, 칼륨이 많아 결석을 분해시킨다.

무화과 = 상식하면 담석증에 탁월한 효과가 있다.

무, 양파 = 생식하면 현저한 효과가 있다.

셀러리, 양배추, 감자＝비타민 B류가 많아 대사 기능을 정상화해서 담석증의 용해에 도움이 된다.

피망, 순무잎＝비타민 C가 많아 담석증에 유효.

다시마, 미역 등의 해초류＝신진대사를 왕성하게 해서 결석을 녹여서 용해시킨다.

〈그 외에 활용하기 바라는 유효 식품〉

매실, 연근, 양상추, 미나리, 토란, 피망, 양배추, 생강, 파, 순무, 배추, 오이, 콜리플라워, 호두, 셀러리, 구약나물, 가막조개, 아스파라거스 등.

약초차

사철쑥, 차풀, 석결명, 삼백초를 달여서 차 대신 마신다.

야채 쥬스

만성간염과 동일. 특히 그린 아스파라거스(2~3개)는 담석에 유효. 귤을 넣으면 풋내가 가신다.

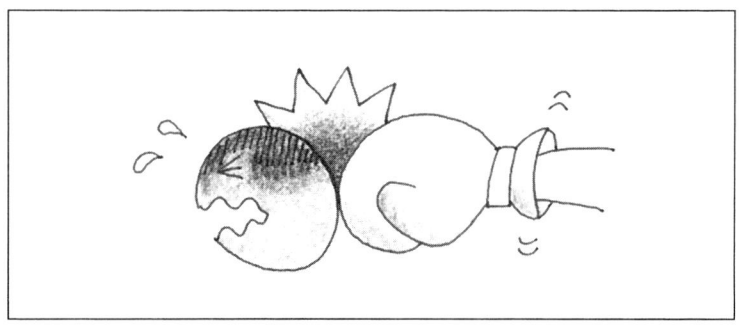

만성질환 ②
신장·교원병(腎臟·膠原病)과 신경통

우리들 몸 속의 세포는 극히 미약한 알칼리성의 액체 속이 아니면 살아 나갈 수 없다. 산성이 되어서는 물론 안 되고 알칼리성이 너무 강해져도 안 된다. 그 때문에 몸속의 여분의 물이나 소금기를 몸에서 내쫓아 산이나 알칼리를 조절하는 것이 신장의 주요 역할이다.

그 외 신장은 중요한 호르몬 장기로 혈압을 올리는 호르몬, 혈압을 내리는 호르몬, 적혈구를 성숙시키는 호르몬 등을 내보낸다. 쉽게 말해 인체의 공기청정기 역할을 하고 있는 것이다.

신장은 모세혈관의 구인 사구체와 그것을 둘러싸고 있는 보오만씨 주머니, 소변의 통로인 요세관 그리고 소변이 모이는 신우로 구성되어 있다.

혈액이 사구체 속을 흐르고 있는 동안에 혈장 성분이 여과되어 원뇨(原尿)로써 보오만씨 주머니로 이행한다. 요세관을 흐르는 동안에 원뇨속의 유효 성분(수분, 미네랄, 당 등)은 다시 혈액 중에 재흡수된다. 요세관 중에 남은 것이 소변으로 신우에 모여서 신우로부터 나간다. 이 작용의 어느 부분에 장애가 일어나도 신장 기능은 어려움을 겪게 된다.

　신장은 모든 장기가 작용한 후에 뒷처리를 담당하고 있는 장기다. 따라서 여기에 고장이 일어나면 100%, 다른 장기 조직에도 이상이 생긴다. 특히 신장과 밀접한 관계가 있는 전신의 혈관 및 심장에 약간의 문제가 발생하게 된다. 혈관, 심장이 장애를 받으면 새벽녘에 전신적인 이상이 일어날 것이다.

　주요 신장병에는 혈액을 여과해서 소변을 만드는 기능 부분인 사구체에 염증이 일어나는 신염, 사구체와 요세관 즉 네프론 전체가 아픈 네프로제, 신장에 와 있는 동맥이 경화하는 신경화증이 있다.

□ 만성 신염(慢性 腎炎)

　급성신염이 완치되지 않고 만성으로 이행했을 경우와 처음부터 만성적으로 언제인지도 모르게 발병하는 경우가 있다.

　급성신염은 감기에 걸린 후 등의 경우에 많이 발생한다. 어린이의 경우는 알레르기성 질환으로써 신염을 일으키는 경우가 많다. 어쨌든 몸의 저항성이 약해지고 과민성이 강해져 있을 때에 발병하기 쉽다.

　이런 몸의 상태는 동물성 단백질 식품의 과잉 섭취, 백미, 백설탕, 정제염 등 정백식품의 상식(常食)으로 만들어진다. 특히 유해한 노폐물을 대량으로 생산하는 동물성 단백질 식품의 과잉섭취는 신장 기능을 현저하게 저해한다.

신염이 일어나는 근본 원인은 단백질 과잉으로 인한 자체 중독증에 있다. 신장기능이 약해지기 때문에 노폐물의 배설은 결국 제대로 되지 않게 되어 혈액을 더럽혀서 전신의 대사 장애를 가져 온다.

몸이 이런 상태가 되어 있는 부위에 합성약제를 복용하면 그로 인한 중독을 시발로 하여 신염이 발병하는 경우가 많다.

신염의 4대 증상이라고 일컬어지는 것은 단백뇨, 혈뇨, 고혈압, 부종(浮腫)이다. 요단백이 있을 뿐이라면 경증이지만 그 밖의 증상이 나타난다면 중증이라고 생각해도 좋다. 특히 혈압은 병의 진행 상태와 평행하기 때문에 주의해서 볼 필요가 있다. 부증은 처음 눈꺼풀에 나타나기 쉽고 차츰 전신에 이르는 것이 특징이다.

그 외 빈혈로 안색이 창백해지거나 신장부의 동통, 다뇨(多尿)를 나타내는 경우도 많다. 심장 쇠약의 징후를 나타내는 경우도 있다.

병상은 건강한 사람과 거의 다르지 않는 가벼운 것부터 요독증이 되는 것까지 상당한 폭이 있다.

그러나 어쨌든 식생활을 개선해서 혈액의 정화를 꾀하지 않으면 차츰 악화돼서 마침내는 정상적인 신장 기능은 정지하고 요독증(尿毒症)을 일으키게 된다.

□ 네프로제

네프로제는 요세관(尿細管)에 병변이 일어나기 때문에 고도의 부종과 단백뇨가 나타난다. 네프로제만으로는 혈뇨, 고혈압은 일어나지 않지만 신염과 함께 발생하는 경우가 많으므로 실제로는 이들 증상을 볼 수 있는 경우가 많다. 위염과 함께 병발(倂發)하면 요독증이나 심장쇠약이 되기 쉽다.

치료법은 신염과 동일.

□ 신경화증(腎硬化症)

신장은 혈관 덩어리라고 해도 좋은 장기다. 그 신장에 분포해 있는 가는 동맥에 경화가 일어나서 그 때문에 여러 가지 장애가 생기는 것이 신경화증이다.

신장의 혈액순환은 나빠지고 네프론의 영양 상태도 불량해져서 신장의 기능 전체가 쇠약해진다. 소변의 배설 작용은 나빠져서 요단백도 나온다. 혈압이 높아지기 때문에 뇌졸중을 일으키거나 심장 쇠약이 될 우려도 있다.

보통 신경화증의 진행은 느리고 신장 기능의 저하도 서서히 진행한다. 그러나 병의 진행이 빠를 경우는 요독증을 일으키기 쉽다. 요독증이 되면 유해물의 배설을 할 수 없게 되므로 혈액이 매우 혼탁해진다. 그 때문에 전신에 경련을 일으키거나 시력이 현저하게 장애를 받게 된다.

일반적인 증상으로서는 머리속의 내압이 상승하기 때문에 두통, 편두통, 어깨결림, 귀울음, 현기증, 불면, 숨참 등이 일어난다. 신장의 기능, 특히 재흡수 작용이 나빠지기 때문에 요량이 많아지고(특히 야간) 목이 쉽게 마른다.

우선 혈압을 내려서 뇌, 심장에 대한 압박을 제거해야 한다. 그러기 위해서는 과식과 정신적 스트레스를 피해야 한다. 그리고 혈액 성상을 정상화해서 동맥 경화를 치료하고 신기능을 회복시키기 위해서는 동물성 단백질 식품, 정백 식품의 섭취를 중지하고 현미·채식을 하는 것이 중요하다.

〈신장병 치료에 좋은 식단〉

칼륨을 많이 포함한 식품은 신기능을 정상화시키는 효과가 있다. 불소, 나트륨, 요드, 마그네슘 등을 많이 포함한 식품은 신장의 여과 및 재흡수 작용을 정상화한다. 그 결과로 소변은 정상 상태가 된다.

주식

현미밥 = 현미 8, 팥 1, 검은콩 1의 비율로 짓는다. 현미팥 죽으로 해도 좋다.

검은깨를 뿌려 먹는다.

현미나 밀을 이용한 흑빵도 좋다.

부식

무즙 = 소화액의 분비를 정상화한다. 계속 먹고 있으면 신장병에 탁월한 효과가 있다.

당근, 호박, 연근 = 요드, 칼륨, 비타민 A가 많이 포함되어 체력을 키움과 동시에 신장을 강화한다.

우엉 = 이눌린을 포함해서 신기능을 높인다.

표고버섯, 송이버섯 등의 버섯류＝피토스테린이 포함되어 신기능을 강화한다.

감자, 콜리플라워, 양배추＝칼륨, 비타민 B_2가 풍부해서 신장병에 큰 효과가 있다.

다시마, 마른 김, 파래 등의 해초류＝혈액을 알칼리성화해서 신장 장애를 치료한다.

차조기잎이나 열매, 율무＝이뇨 작용이 커서 부증(浮症)에 유효.

〈그 외에 활용하기 바라는 유효 식품〉

파세리, 은행, 시금치, 옥수수, 양상추, 쑥갓, 미나리, 순무, 백합뿌리, 참마, 오이, 된장, 양배추, 수박, 감, 작은 물고기, 해삼, 칡가루, 고비, 고사리, 고추 등.

약초차

적설초, 차풀, 율무, 삼백초, 이질풀을 달여서 차 대신 마신다.

야채 쥬스

레드비트, 차조기잎, 오이, 수박, 마늘(꿀절임이 좋다), 당근, 셀러리, 파세리, 레터스, 크레송, 사과를 주로 한 쥬스가 좋다.

두유, 바나나, 메론 등을 넣으면 마시기 쉬워진다.

□ 요로결석증(尿路結石症)

소변 성분 중의 물질이 굳어져서 마치 돌같이 딱딱한 것이 되어 그것이 차츰 커져 요로를 막히게 하거나 염증을 일으켜서 여러 가지 장애를 일으키는 질환이다.

결석의 성분은 90%가 칼슘. 거기에 인산, 수산, 탄산 등이 결합되어 생긴 생석탄화합물(生石灰化合物)로 보통은 황색이다. 소변 성분 중에 칼슘, 탄산인산, 수산 등이 너무 많아서 결석되기 쉬운 상태가 된다. 그것이 백혈구나 상피 세포를 핵으로 해서 그 주위에 착 달라붙어 차츰 자란다고 여겨지고 있다.

결석이 생기는 장소는 주로 신우(腎盂). 신우 속에서 자라 가득 차 버리는 경우도 있다. 그러나 대개는 작을 때에 아래로 내려가면서 차츰 커져서 요관에 걸린다. 특히 요관이 방광으로 들어가는 부분은 좁아져 있기 때문에 걸리기 쉽다. 요관에 결석이 걸려서 소변이 거기에서 아래로 흐르지 못하게 되면 신우의 내압이 매우 올라가서 산통(疝痛)이 일어난다.

산통과 혈뇨가 있으면 우선 결석증이라고 생각해도 좋다. 산통은 신장부의 격심한 통증으로 등에도 퍼진다. 거기에서 더 나아가 얼굴은 창백해지고 토하거나 한다. 혈뇨는 염증이 일어나거나 결석으로 요로가 상처입어 일어난다. 육안으로 확인할 수 있는 경우도 있지만 현미경이 아니면 모르는 경우도 많다.

결석증을 근치하기 위해서는 식사 요법 이외는 없다. 약을 복용하거나 주사나 국소요법, 약(화학약제)으로 돌을 녹이는 것은 불가능하다. 돌을 녹일 수 있을 만큼 강한 것이라면 점막이나 그 외의 조직을 다치게 하고 약한 것에는 돌이 녹지 않기 때문이다.

혈액 중에 칼슘이나 비타민 D, 수산이 과잉이 되었을 경우에 결석은 생기기 쉽다. 또한 아미노산의 일종인 시스틴이 소변속에 나오게 되면 요로가 막히기 쉬워진다. 더욱이 부갑상선의 기능이 비정상적으로 항진하면 칼슘대사가 장애를 받게 된다는 사실을 알게 되었다.

이들 조건을 제거함과 동시에 혈액의 성상을 정상화시켜 전신의 생리 기능을 건전화시키기 위해서는 백미·육식을 그만두고 현미·채식을 하는 것이 가장 효과적이다. 혈액이 건강한 알칼리성이 됨과 동시에 결석도 자연히 녹아서 흘러 나오게 된다.

아울러 시금치, 토마토, 양배추, 코코아, 초콜렛 등의 식품은 결석을 만들기 쉬우므로 적극적으로 피하는 편이 좋다.

〈요로 결석증 치료에 좋은 식단〉
요드, 칼륨을 많이 포함하는 식품은 혈액을 알칼리성화하고 신장 기능을 정상화해서 결석이 생기기 어렵게 함과 동시에 결석의 용해를 촉진한다.

비타민 A와 불소를 많이 포함하는 식품도 결석증 방지에 유효하다.

주식
현미밥 = 현미 8, 검은콩 1, 율무 1의 비율로 짓는다.
때로는 쑥떡이나 기장떡에 배아나 검은깨를 듬뿍 뿌려 먹는 것도 좋다.

부식

　부추, 당근, 쑥갓, 호박 등의 짙은 색 야채＝비타민 A가 풍부하게 포함되어 결석증에 유효.

　파세리, 차조기잎＝혈관의 탄력성을 더해 혈행을 촉진해서 결석 용해에 도움이 된다.

　매실, 레몬＝소화액의 분비를 왕성하게 해서 소화 작용을 강화하고 체질을 개선한다. 유기산이 결석을 녹인다.

　다시마, 미역 등의 해초류＝요드를 대량으로 포함해서 노폐산물의 처리 작용을 크게 높인다.

　마늘, 양배추＝불소를 포함해서 결석증에 유효.

　꿀＝생리 기능 전체를 매끄럽게 해서 결석의 형성을 방지한다.

〈그 외에 활용하기 바라는 유효 식품〉

　된장, 소나무 열매, 호두, 표고버섯, 송이버섯, 우엉, 순무, 무, 감자, 피망, 양상추, 셀러리, 오이, 미나리, 파, 양파, 배추, 완두, 성게, 조개.

약초차

　적설초, 차풀, 석결명, 삼백초를 달여서 차 대신 마시게 되면 치료에 도움이 된다.

야채 쥬스

　담석증과 동일하다. 레몬, 꿀을 넣으면 한층 더 효과적.

□ 방광염

방광(膀胱)은 신장에서 만들어져 요관을 통해 보내져 온 소변을 모아 두고 일정량에 이르면 배출하는 기관이다. 방광은 소변이 모임에 따라 부풀어서 커진다.

가득해지면 벽은 늘어나서 그 두께는 3mm 정도로 얇아지지만 배뇨 후는 줄어들어 1.5cm나 되는 두께가 된다.

소변의 출구는 요량이 일정량 이상이 되면 자연히 열리게 되는 내괄약근과 의지로 개폐할 수 있는 외괄약근으로 둘러싸여 있다. 따라서 방광기능이 이상해지면 소변이 충분히 고여 있는데 배뇨할 수 없거나 그다지 소변은 고여 있지 않은데 무턱대고 요의가 일어난다고 하듯이 여러 가지 배뇨 장애가 일어나기 쉽다.

방광염은 요도가 현저하게 짧은 여성에게 압도적으로 많다 (남성은 18cm, 여성은 약 3.5cm). 주요 증상은 소변의 혼탁, 통증, 소변이 잦아지는 것이다. 소변이 혼탁한 것은 염증부에 백혈구가 많이 출현해서 그것이 소변 속에 나오기 때문이다.

통증은 소변의 끝에 방광이 꽉 조일 때에 점막이 자극받아 아프거나 점막에서 출혈하는 경우에 생긴다. 통증은 번지는 듯한 통증인 경우도 있고 달군 부젓가락을 내리 누르듯이 격렬한 경우도 있다.

소변이 잦아지는 것은 방광이 항상 자극받는 상태가 되기 때문이다. 보통 300cc 정도 모였을 때에 요의가 일어나는데 이 경우는 50~100cc만 고여도 배뇨하고 싶어진다.

일반적으로는 균을 씻어내리는 효과가 있다고 하는 이유에서 물이나 차를 자꾸만 마실 것을 권하고 있다. 그러나 근본적으로 치료하기 위해서는 식생활을 고쳐서 염증이 일어나기 쉬운 체질을 개선해 나가야 한다.

〈방광염 치료에 좋은 식단〉

철, 규소, 마그네슘 등을 많이 포함한 식품은 방광을 튼튼하게 하고 기능 장애를 회복시켜 배뇨 장애를 제거하는 효과가 있다. 요드를 많이 포함하는 식품도 방광 장애에 유효하고 소변의 탁함을 제거한다.

주식

현미밥 = 현미 8, 팥 1, 검은콩 1의 비율로 짓는다. 검은 깨 소금을 듬뿍 뿌려 먹는다.

부식

무즙 = 상식(常食)하면 소화 기능을 정상화하고 혈액 정화에 도움이 된다.

당근, 토마토, 셀러리 = 요드가 포함되어 방광 장애에 유효.

레터스, 그린 아스파라거스, 건포도 = 철이 많이 포함되어 혈액의 활성을 높이고 방광을 건강하게 한다.

갓, 순무, 양배추, 옥수수 = 마그네슘이 많아 방광 기능의 정상화를 촉진한다.

미역, 마른 김 등의 해초류 = 요드, 칼슘, 그 외 각종 미네랄이 혈액 성상을 정상화하고 체세포의 저항성을 강화해서 염증을 가라앉힌다.

〈그 외에 활용하기 바라는 유효 식품〉

표고버섯, 양배추, 수박, 레터스, 시금치, 차조기잎, 호박, 콜리플라워, 배추, 파세리, 오이, 머위, 갓, 작은 물고기, 가막조개, 조개.

약초차

질경이, 석결명, 삼백초, 쑥을 달여서 마신다.

야채 쥬스

만성신염과 동일하다. 특히 오이, 셀러리가 효과적이다.
마시기 쉽게 하기 위해서는 감귤류를 넣으면 좋다.

□ 전립선 비대증

전립선은 남성 부성기(副性器)의 하나로 요드를 둘러싸고 존재한다.

내선과 외선으로 되어 있으며 내선은 요도가 마르지 않도록 분비물을 내보내고 외선은 정액의 성분을 만들고 있다.

고환이 위축해서 여성 호르몬의 분비 비율이 증대하면 근육 조직이나 결합 조직이 증식해서 내선을 끌어들이므로써 일종의 선종(腺腫)을 만든다. 이것이 비대증이 일어나는 실태이다.

어쨌든 전립선이 비대하면 밖으로도 커지고 안으로도 압박한다. 그 때문에 소변이 나오기 어려워진다.

소변이 잘 안 나오는 것은 전립선 비대증의 가장 중요한 증상이다.

배뇨해도 전부 다 나오지 않고 소변이 남는다. 이 잔뇨가 늘 있다는 것은 방광의 용량이 작아졌다는 얘기와 같기 때문에 자연히 소변이 잦아져서 배뇨 횟수는 많아진다.

소변이 잦아질 뿐 아니라 배뇨하기 어렵다거나 소변이 나오기 시작할 때까지 시간이 걸린다거나 끝날 때까지 시간이 걸린다거나 마지막 느낌이 나쁘다는 상태가 된다.

여기에 여러 가지 증상이 겹친다. 초기에는 갈증, 식욕부진, 위장 장애, 변비 등을 호소하는 경우가 많다. 증상이 진행하면 마침내는 소변이 안 나오게 되어 버린다.

전립선 비대가 일어나는 것은 노화 현상이기 때문에 그것을 방지하기 위해서는 전신의 회춘을 꾀해야 한다. 위장 기능을 정상화하고 혈액의 알칼리성화를 꾀하며 혈액 순환을 촉진하는 것이 중요하다.

호르몬 분비도 정상화함에 따라서 전립선의 노화도 방지되고 기능의 정상화가 촉진된다.

〈전립선 비대증 치료에 좋은 식단〉

요드, 망간을 많이 포함한 식품은 전립선 비대를 방지한다. 칼슘, 비타민 A를 많이 포함한 식품은 혈액을 정화하고 내분비의 균형 실조를 회복해서 전립선 비대증에 유효하게 작용한

주식

현미밥 = 현미 8, 율무 1, 검은콩 1의 비율로 짓는다.

부식

당근, 마늘 = 요드, 비타민 B_1을 포함해서 내분비 기능을 정상화시킨다.

된장, 매실, 무즙 = 위장의 기능을 정상화하고 혈액을 깨끗하게 해서 체세포에 활력을 준다.

표고버섯 등의 버섯류 = 요드, 인을 포함해서 전신의 신진대사를 정상화시킨다.

차조기잎, 쑥갓 등의 푸른 채소류 = 혈액 성장을 바로 잡고 전립선의 기능을 정상화한다.

콜리플라워, 양배추 = 비타민 K를 많이 포함해서 혈액 순환을 좋게 하고 전립선 비대증에 유효하게 작용한다.

미역, 다시마 등의 해초류 = 각종 미네랄을 풍부하게 포함해서 질병 체질을 개선하고 노화를 방지한다.

〈그 외에 활용하기 바라는 유효 식품〉

팥, 납두, 토마토, 양배추, 머위, 배추, 시금치, 연근, 파, 양파, 마늘, 오이, 파세리, 호박, 셀러리, 레터스, 순무, 무화과.

약초차

적설초, 율무, 쑥, 삼백초를 달여서 마신다.

야채 쥬스

만성신염과 동일. 개다래나무(소금절임은 소금기를 뺀다)는 큰 효과가 있으므로 활용하면 좋다. 감귤류를 넣으면 맛이 좋아진다.

☐ 당뇨병

당뇨병은 포도당이 소변에 섞여서(즉 당뇨) 흘러 나와 버리는 만성병이다. 당뇨에 앞서서 혈액 중의 당분(혈당치)이 상승한다. 정상인의 혈당치는 80~100mg／cll이다. 100 이상이 되어도 당뇨는 나타나지 않지만 여러 가지 증상은 나타나게 되며 그 후 150 이상이 되면 당뇨를 볼 수 있게 된다.

당뇨병에서 문제가 되는 것은 체내의 모든 물질대사에 불가결한 포도당이 상실되기 때문에 몸이 쇠약해지는 점과 과잉 혈당을 처리하기 위한 인슐린이 낭비되어 동맥경화가 일어나게 되는 점이다.

당뇨병 환자가 당뇨병으로 사망하는 예는 매우 적다. 사망할 만큼 중대한 병이 아니라는 뜻은 아니다. 당뇨병이 되면 늦건 빠르건 혈관의 노화 즉 동맥 경화를 일으킨다. 이 동맥 경화가 진행하면 고혈압이 되어 뇌졸중, 심근경색 등을 일으킨다. 당뇨병과 함께 일어나는 혈관·심장병은 매우 치료되기 어렵고 진행도 빠르다. 당뇨병이 악화될수록 혈관·심장병으로 목숨을 잃을 위험성은 늘어난다.

이 밖에도 당뇨병과 함께 발병하는 질병은 매우 곤란한 것들뿐이어서 당뇨병으로 인해 치료가 매우 어려워진다. 예컨대 류마티즘, 고질적인 피부병, 치조농루, 결석증, 시력장애, 축농증 등.

또한 암에도 걸리기 쉬워진다. 당뇨병은 과잉 혈당조차도 신속하게 처리할 수 없을 만큼 피를 정화시키는 기능이 저하돼 있기 때문에 쉽게 악액질의 상태가 된다. 당뇨 체질은 암체질이다.

지금까지 당뇨병은 한창 일할 40~50대의 사람을 괴롭히는

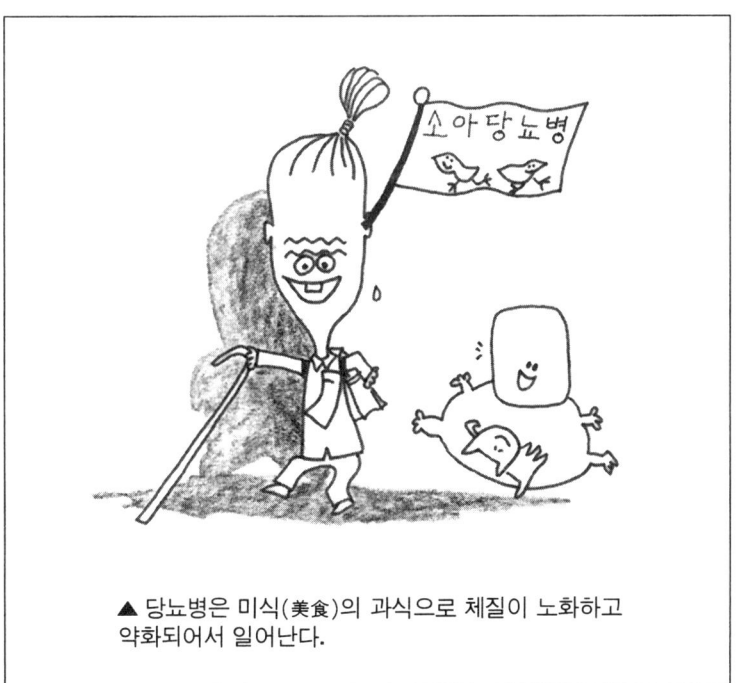

▲ 당뇨병은 미식(美食)의 과식으로 체질이 노화하고 약화되어서 일어난다.

성인병으로 생각되어 왔다. 그러나 최근은 40세 이하의 젊은 층에도 많이 일어나고 있다. 그 뿐인가? 소아 당뇨병도 드물지 않게 되었다.

당뇨병은 옛날부터 사치병이라고 하지만 미식(美食)의 과식으로 체질이 노화하고 약체화해서 일어나는 병이다. 젊은 사람에게 당뇨병이 격증하고 있다는 얘기는 젊은 사람들의 체질이 빠른 속도로 노화하기 시작하고 있다는 의미이다.

혈당치가 높아지면 몸은 소위 설탕절임이 된 상태로 세포가 녹듯이 붕괴해 간다. 혹 정상적인 경우라도 탄력성이 있고 튼튼한 조직, 예컨대 근육이나 혈관, 신경 등이 지장을 받기 쉽다. 그렇게 되면 조직 활동도 충분히 이루어지지 않기 때문에 생리 기능상 여러 가지 장애도 나타난다.

그러나 몸의 조직 세포가 느슨해져 가는 질환이라서 발열이나 통증 등의 증상은 일어나기 어렵기 때문에 상당히 중증이 될 때까지 깨닫지 못하는 경우가 많다.

다음과 같은 증상에는 당뇨병이 숨어 있는 경우가 많으므로 주의를 필요로 한다.

① 입이 마르고 갈증이 나서 물을 자주 마시게 된다.
② 소변이 많아진다.
③ 식욕이 왕성해지고 특히 단 것이 먹고 싶어진다.
④ 시력이 쇠약해져서 망막염이나 백내장 등에 걸린다.
⑤ 충치가 늘고 이가 빠지기 쉬워지며 치조농루를 일으킨다.
⑥ 습진 등의 피부병에 걸리기 쉽고 치료가 어렵다. 피부가 가렵거나 찌릿찌릿해지는 등의 피부의 이상 감각이 일어난다.

⑦ 성욕이 눈에 띄게 감퇴한다. 월경 이상이 된다.
⑧ 백발이 늘어난다.

과혈당(過血糖)을 부르고 이어서 혈관의 노화를 불러 일으키는 원인은 육식과 정백식품(精白食品)의 과식이다.

육식을 하면 그 소화를 위해 많은 췌장의 췌액이 필요해진다. 한편 백미나 백설탕 등의 정백식품을 섭취하면 혈당치가 급격하게 상승한다. 이 혈액 중의 포도당을 처리하기 위해서 췌장 호르몬이 대량으로 소비된다.

췌장은 소화액과 호르몬 양쪽의 제조·분비에 시달리다가 마침내는 기능을 실추하게 되는 것이다. 췌장 기능이 실추되어서 혈당치를 정상으로 유지할 수 없게 되면 '과혈당상태'가 일어난다.

이렇게 해서 혈중에 남아 돌기 시작한 혈당이 신장을 통해서 소변 속에 배설되는 것이다.

만일 신장 기능이 확실하면 과혈당이 되어도 소변속에 당은 넘쳐 나오지 않는다. 그러나 췌장의 기능이 실추되었고 여기에 고기나 정백식품을 섭취하고 있는데 신장 기능이 건재하다는 일은 있을 수 없다.

당뇨병을 근치시키기 위해서는 식생활의 일대 혁명이 필요하다. 동물성 단백질 식품의 섭취를 중지하고 현미·채식으로 바꾸어야 하며 가능한 한 적게 먹도록 한다.

일반적으로 당뇨병에는 인슐린 요법이 이루어지고 있지만 이런 혈당강하제에 지나치게 의존하는 것은 위험하다. 생리 기능의 결함을 바로 잡아서 혈당치를 정상화시키는 것이 아니고 일방적으로 혈당치를 끌어내리기만 해서는 생리 기능을 혼란시키는 다른 요소를 플러스한 결과밖에 안 되어 버리기 쉽기 때문이다.

현미·채식의 소식(小食)으로 체중을 줄여 가는 것이 우선적인 과제이다. 체중이 줄어드는데 비례해서 혈당치도 저하되면서 소변속의 당도 줄어 들어갈 것이다.

〈당뇨병 치료에 좋은 식단〉

비타민 B류를 많이 포함하는 식품은 당의 대사를 정상화하고 전신 쇠약증을 저지한다. 철, 칼슘, 비타민 C, E, K는 혈액 성상을 정상화하고 췌장, 간장을 강화시킨다.

주식

현미밥 = 현미 8, 검은콩 1, 팥 1의 비율로 짓는다.
검은깨를 뿌려 먹는다.

부식

호박 = 당뇨병의 특효식품. 췌장을 부활해서 인슐린의 생성을 촉진한다.

표고버섯, 송이버섯 등의 버섯류 = 비타민 D 효과가 있어서 과잉 당분을 분해, 처리한다.

부추, 파, 마늘 = 비타민 B_1의 흡수를 높여 당 대사를 정상화시킨다.

된장 = 효모, 각종 미네랄이 풍부해서 장을 깨끗하게 하는

데 효과가 크고 당뇨 체질을 개선한다.

 우엉＝섬유가 장의 연동 운동을 촉진해서 노폐물의 배설을 스무드하게 하고 체질을 개선한다.

 미역, 다시마 등의 해초류＝요드, 칼슘 등 미네랄이 풍부해서 신진대사를 왕성하게 하고 혈당치를 내린다.

〈그 외에 활용하기 바라는 유효 식품〉

 당근, 아스파라거스, 갓, 양파, 배추, 꼬투리, 강낭콩, 피망, 쑥갓, 무청, 옥수수, 토마토, 미나리, 양상추, 시금치, 오이, 셀러리, 무, 차조기잎, 매실.

약초차

 적설초, 감초, 율무, 석결명을 달여서 차 대신 마신다.

야채 쥬스

 무청, 파세리, 마늘(꿀절임이 좋다), 차조기잎, 레몬, 사과, 당근, 셀러리, 크레송, 양상추, 양배추, 미나리 등을 주로 한 쥬스.

 복숭아, 메론, 두유 등을 넣으면 맛이 좋아진다. 효소, 배아, 매육(梅肉) 엑기스, 다시마물을 넣는 것이 바람직하다.

□ 통풍(痛風)

 우선 통풍(通風)이란 관절이 붓고 아픈 요산성(尿酸性)의 관절염이다. 식생활의 구미화로 인해 급증한 병이 많은데 통풍은 그 전형적인 예다. 옛날에는 '귀족병'이라고 불렸다.

조식(粗食)에 만족해 하고 있던 서민에게는 인연이 없는 병이었다. 호화호식을 하면서 그저 안일하게 세월을 보내는 사람만을 노리는 병이었다.

현대인의 생활은 질 좋은 미식(美食)과 문명의 발달로 인해 육체적으로 편안하다는 점에서는 옛날 왕후 귀족의 그것을 능가할 정도이므로 통풍이라는 질환에 걸리는 것은 당연한 결과라고 할 수 있을 것이다.

통풍에 걸린 환자의 혈액 중의 요산량은 정상인의 10~20배

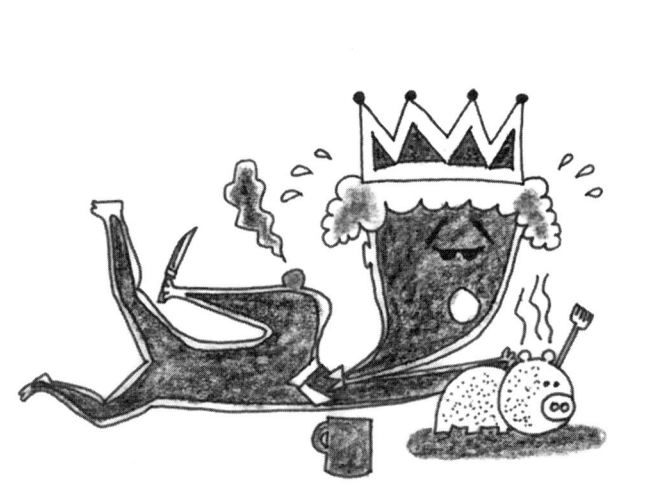

▲ 통풍은 질 좋은 미식(美食)과 안일한 생활로 나날을 보내는 왕후 귀족의 병?

나 많다(100cc 중에 6mg 이상). 또한 귓볼 등에 생기는 통풍 결절(結節)의 내용물이나 관절액 중에는 요산염의 결정이 포함되어 있다. 즉 통풍은 요산대사의 이상으로 일어나는 병이다.

이 요산대사(尿酸代謝)의 이상은 서서히 일어나는데 통풍 특유의 증상은 어느 날 갑자기 일어난다.

즉, 발가락 뿌리(관절)가 붉게 부어 올라서 아프기 시작한다. 이 한군데의 통증이 일어났다 사라지거나 하는 사이에 많은 장소에 관절염을 일으키게 된다. 발목, 무릎, 손목, 어깨 등 전신 관절에 부기(浮氣)나 변형이 생긴다.

요산은 관절이나 결절내에 쌓일 뿐 아니라 신장이나 혈관벽에도 쌓인다. 신장에 쌓이면 신장결석이나 신경화증을 일으키기 쉽고 혈관에 쌓이면 동맥경화나 고혈압이 되기 쉬워진다. 통풍이 극도로 악화되면 수족을 거의 못 쓰게 되면서 폐인같이 되어 버리지만 그렇다고 사망하는 일은 없다.

대개는 거기까지 가기 전에 요독증이나 뇌졸중, 심근경색을 일으켜서 사망한다.

요산은 단백질의 중간대사에 의한 산물이다. 이 요산이 체내에 과잉이 되는 것은 동물성 단백질 식품의 과식이 원인이다. 동물성 단백질 식품은 우리들 체내에서는 충분히 분해, 처리되지 않기 때문에 중간 대사 산물을 대량으로 낳는다.

더구나 동물성 단백질 식품은 배설장애를 일으켜서 노폐산물을 체내에 정체시켜 버린다. 특히 동물성 지방은 요산의 배설을 저해해서 혈액이 산성화되면 요산은 배설되기 어려워진다.

일반적으로 요산은 프림체라는 '세포의 핵에 포함되는 핵단백'이 파괴되어 생기는 것이므로 프림체가 많은 음식물(예를 들면 육류, 굴, 버섯, 어패류, 콩 등)을 가능한 한 삼가해야 한다고 일컬어져 왔다.

그러나 그것도 최근에는 별로 강조되지 않게 되어 결국 흐지부지 된 상태이다. 그것도 그럴 것이 음식물의 진짜 효과는 식품 분석치가 아니라 그것이 체내에 받아들여지고 나서 어떤 작용을 하느냐에 의해 결정되기 때문이다.

통풍이 일어난 본래 원인은 효소계의 결함에 있다. 그 때문에 요산이 대량으로 생성되어 버린다. 통풍을 근본적으로 치료하기 위해서는 현미·채식으로 바꾸어 요산대사를 정상화하고 신장 기능을 정상화시키는 것이다.

더구나 병의 증상은 류마티즘과 매우 비슷하다. 그러나 통풍은 체내를 매서운 바람이 지나간다는 데에서 그 이름이 붙여지고 있듯이 통증이 보통이 아니다.

거기에 반해 류마티즘에서는 '맹렬한 통증'이라는 것은 거의 없다.

통풍은 95%가 하지에 일어나는데 반해 류마티즘은 손의 통증부터 시작되는 경우가 많다. 혈중의 요산치를 측정하면 정확하게 진단할 수 있다.

〈통풍 치료에 좋은 식단〉

비타민 A, 나트륨, 불소를 많이 포함하는 식품은 통풍에 유효하다. 칼슘, 철을 많이 포함하는 식품은 혈액성상을 바로잡고 체질을 개선하고 통풍을 방지한다.

주식
현미밥 = 현미 8, 검은콩 1, 팥 1의 비율로 짓는다.

부식
당근, 셀러리, 아스파라거스, 오이 = 나트륨을 많이 포함해서 통풍에 유효.

양배추, 레터스, 시금치 = 철이 많이 포함되어 조혈을 촉진하고 노폐산물의 배설을 쉽게 한다.

부추, 미나리, 파세리 등의 푸른 채소 = 비타민 A, C가 풍부해서 세포 활동을 정상화시킨다.

무청, 양파 = 칼슘을 많이 포함해서 혈액을 정화한다.

다시마, 미역 등의 해초류 = 요드, 칼슘이 풍부해서 혈액을 알칼리성화하여 체질을 개선한다.

연근, 감자 = 항상 먹어 두면 통풍에 유효하고 몸의 쇠약을 방지한다.

〈그 외에 활용하기 바라는 유효 식품〉
무, 표고버섯, 콜리플라워, 쑥갓, 피망, 우엉, 시금치, 오이, 호박, 까치콩, 머위, 양상추, 토마토.

약초차
율무, 석결명, 쑥, 차조기를 달여서 차 대신 마신다.

야채 쥬스

연근, 아스파라거스, 당근, 미나리, 파세리, 셀러리, 양상추, 양배추, 토마토를 주로 한 쥬스가 좋다.

사과, 감귤류를 넣으면 맛이 좋아진다.

☐ 신경통

신경통이란 피부나 관절, 근육 등의 감각을 담당하는 '지각신경'이 염증이나 압박 등의 장애로 인해 통증을 일으킴으로 해서 발생하는데 두통이나 복통 등과 같은 증상명이다.

따라서 그 통증을 일으키고 있는 질병이 있으리라는 생각으로 최근 의학 용어로써는 신경통이라는 말은 가능한 한 사용하지 않도록 하자는 주장도 있다.

그러나 동통을 주증상으로 하는 질환은 근본 원인인 체질 결함에 어느 정도의 공통점도 있기 때문에 일괄해서 다루는 것도 그 나름대로의 의의가 있다. 또한 지금까지의 관습으로 일반 사람들도 병의 개요를 파악하기 쉽기 때문에 편리하기도 하다.

과정이야 어쨌든 신경통이 왜 일어나는가 하는 메카니즘에 대해서는 아직 완전하게는 해명되고 있지 않다. 그러나 유력한 원인이 되고 있으리라고 생각되는 것은 비타민 결핍, 알레르기, 호르몬 실조, 동맥경화, 세균 감염 등이다.

어쨌든 영양의 균형이 무너졌기 때문에 생리 기능이 흐트러져 있는 것이 가장 큰 원인이다. 특히 노폐산물의 배설이 잘

되지 않아 혈액 순환이 나빠져서 더러워진 혈액이 조직에 머물러 있는 것이 큰 요소가 되고 있다.

더구나 통증이 주요한 증상이라는 공통점 때문에 류마티즘과 혼동되기 쉽지만 엄밀하게는 다른 질환이다. 류마티즘과 대비했을 경우는 '신경통은 신경의 경락을 따라서 통증이 일어나는 병'이라고 생각하면 된다.

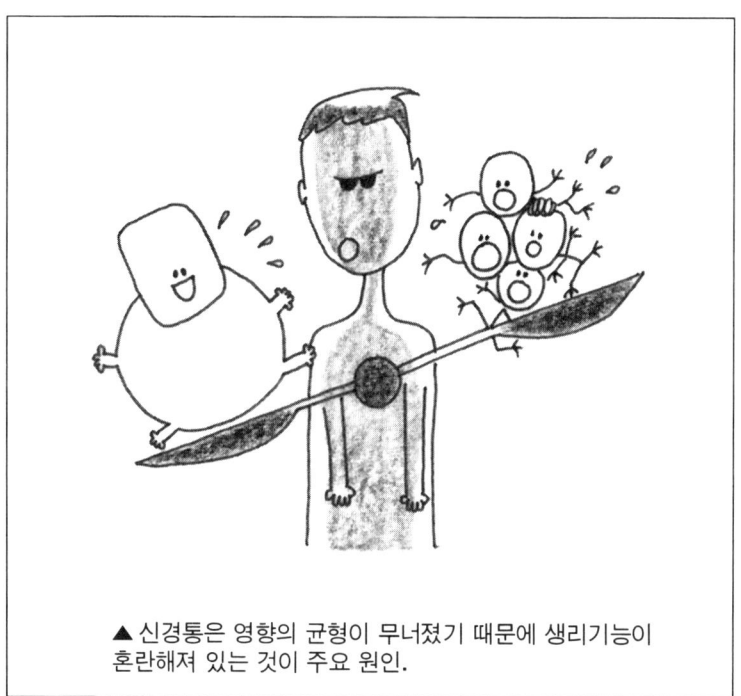

▲ 신경통은 영향의 균형이 무너졌기 때문에 생리기능이 혼란해져 있는 것이 주요 원인.

류마티즘 및 그 외 통증이 일어나는 여러 가지 병과 다른 것은 주로 다음의 3가지 점이다.

즉, 신경통은 ① 발작적으로 격통이 찾아온다. ② 아픈 범위가 일정한 신경의 지배 영역에 한정되어 있다. ③ 동통 발작이 나타났을 때 신경이 몸 표면에 가까운 곳을 지나고 있는 점을 누르면 특히 통증을 강하게 느낀다. 즉, 압통점(壓痛點)이 있다.

신경통에서 많은 것은 허리부터 다리에 걸쳐서 일어나는 '좌골 신경통', 어깨부터 팔에 걸쳐서 일어나는 '상박신경통', 가슴이나 등에 일어나는 '늑간신경통', 배부터 허리에 걸쳐 일어나는 '요복(腰腹)신경통', 머리부터 안면에 걸쳐서 일어나는 '안면신경통', 목이나 후두부에 일어나는 '후두부 신경통' 등. 이것들은 통증이 일어나는 장소나 통증을 느끼는 신경의 이름이 붙여져 있을 뿐, 모두 다 같은 신경통들이다.

그러나 이런 것들도 병을 유발하는 진짜 원인이 되고 있는 체질의 악화를 제거해 나가면 원인이 되고 있는 병도 쾌차하거나 가벼워질 수 있으며 신경 과민성이나 다른 조직에 의한 압박 등도 제거되어 통증이 자연히 사라진다.

좌골신경통

좌골신경에 오는 통증을 가리킨다. 추간판(椎間板)헤르니아, 카리에스, 당뇨병 등으로 일어나기 쉽다. 환자를 똑바로 눕히고 무릎을 편 채 고관절 부위에서 하지를 위로 올리게 하면 대퇴부 뒤쪽에 감전되는 듯한 통증이 일어나는 것이 특징.

감기, 과로, 타박상, 골반 내 울혈 등이 원인이 된다.

상박신경통

상박(上膊) 신경통은 어깨부터 팔에 걸쳐서 일어나는데 감기, 냉증, 타박상, 빈혈, 중독, 당뇨병이 원인이 되기 쉽다.

늑간신경통

늑간(肋間)신경을 따라서 일어난다. 척추, 심장, 폐, 복부 내장의 질환 등, 상반신의 기관에서 일어나는 것과 관련된 '관련통'으로서 발병하는 경우가 많다. 따라서 통증을 일으키고 있는(장애가 있는) 장소와 실제로 아픈 장소가 떨어져 있는 경우가 많다. 당뇨병, 통풍의 증상으로 일어나는 경우도 있다.

요복신경통

일반적으로 요통이라고 불리는 것이다. 감기, 추위, 과로, 위장병, 산부인과 질환이 원인이 되기 쉽다.

안면신경통

안면의 지각을 담당하고 있는 신경은 삼우(三又)신경이기 때문에 정확하게는 삼우신경통. 뇌종양, 축농증, 동맥경화증, 머리의 골종병(骨腫病) 등으로 일어나기 쉽다.

후두부신경통

두부(頭部)의 운동, 기침, 재채기로 통증이 더해진다. 환부의 피부는 지각과민(知覺過敏)을 일으키는 경우가 많다.

〈신경통 치료에 좋은 식단〉

철, 인, 마그네슘, 요드 등을 많이 포함하는 식품은 신경통에 뛰어난 효과가 있다. 비타민 B_1, 칼슘을 많이 포함하는 식품은 신경세포의 변성을 방지한다.

주식
현미밥 = 현미 8, 팥 1, 율무 1의 비율로 짓는다.

부식
부추, 파, 양파 = 보온작용이 있어 신경통에 효과가 크다.
파세리, 차조기잎, 시금치 = 철, 인, 칼륨이 많이 포함되어 신경통을 치료한다.
당근, 마늘, 셀러리, 표고버섯 = 요드가 풍부해서 신진대사를 높이고 기능 장애를 일으키는 부분을 정상화시킨다.
무청, 무, 시금치, 오이 = 칼슘을 포함해서 신경통에 유효.
토마토, 꼬투리 완두콩 = 비타민 C가 풍부해서 신경세포를 강화한다.
미역, 다시마 등의 해초류 = 칼슘, 요드 그 외의 미네랄이 풍부해서 신경통에 현저한 효과를 나타낸다.

〈그 외에 활용하기 바라는 유효 식품〉
호박, 연근, 우엉, 가지콩, 미나리, 배추, 머위, 은행, 호두, 오이, 콜리플라워, 옥수수, 토란, 가막조개.

약초차

율무, 석결명, 쑥, 삼백초를 달여 차대신 마신다.

야채 쥬스

연근, 아스파라거스, 당근, 마늘(꿀절임이 좋다), 셀러리, 양상추, 파세리, 레몬, 사과, 꿀을 주로 한 쥬스가 좋다.

□ 교원병(膠原病)

교원병은 최근 급격하게 주목받기 시작한 질환이다. 그만큼 환자가 늘어나고 있다. 지금까지 별개의 병으로 취급되고 있었던 것이 병의 성질이 같다는 사실을 알고 교원병으로 다루어지게 되었다. 교원병의 원인들이 그만큼 해명된 것이다.

교원병은 한마디로 하자면 몸의 교원조직(결합조직)에 염증이나 변성이 일어나는 질환이다. 뼈는 골세포, 간장은 간세포가 많이 모여서 만들어져 있다……고 하는 것처럼 전신의 각 조직은 각각 고유세포로 조립되어 있다.

그러나 고유세포만으로 성립해 있는 것은 아니다. 세포와 세포를 연결시키는 접착제 역할을 하고 있는 것이 있다. 그것이 교원조직이다. 덧붙이자면 교(膠)란 콜라겐, 아교라는 의미이다. 교원조직은 또 조직과 조직 혹은 조직 기관의 틈을 충전하는 역할도 하고 있다. 이런 이유로 우리들의 몸에는 전신에 교원조직이 존재한다.

그런 만큼 교원병은 전신의 모든 부위에 일어날 가능성이 있으며 그 증상도 천차 만별이다. 예를 들어 발열, 발진, 관절통, 탈모, 손톱의 변형, 림프절종창, 관절염, 근염, 신염, 신내막염, 폐렴, 경련 발작, 정신증상이라는 식이다.

일반적으로 이 교원병은 면역반응이 잘못되어서 스스로 자신의 몸을 파괴해 나가는 병이라고 한다. 보통 우리들의 몸에는 체외에서 침입한 이물에 대항해서 면역제를 만들고 그것으로 이물로부터 자신의 몸을 방어한다.

그런데 염증 등이 일어나서 자신의 몸의 구성성분이 변성을 일으키면 항체를 만들어 그것을 해치우려고 한다. 스스로 자신을 죽이게 되는 것이다.

결국 체세포의 저항력, 원기가 없어지기 때문에 이물이나 자극에 대해서 과잉방어를 해 극단적인 반응을 보이는 것이다. 이 점에서는 알레르기와 매우 비슷하다.

그러나 어떤 의미에서는 알레르기보다도 더 질이 나빠서 소극적으로는 거절반응을 보일 뿐 아니라 좀 더 적극적으로는 스스로를 이질적인 것으로 만들어 버리는 것이다. 몸속의 근육이나 관절이 경직되거나 피부가 딱딱해지는 것은 그 좋은 예이다.

어쨌든 체질적인 원인이 있고 거기에 감기, 심신의 과로, 냉증, 습기, 기후 변화 등 컨디션을 무너뜨리는 요인이 작용하는 것이 계기가 되어 발병한다.

만성 관절 류마티즘

20~40세의 여성에게 많다. 미열, 나른함 등 빈혈증의 증상을 일으킨다. 손가락의 경직부터 시작되어 차츰 팔꿈치, 어깨,

무릎 등 큰 관절에 압통(壓痛)이나 부기가 일어나게 된다. 무릎 관절에 물이 고인다. 결국에는 온몸의 관절이 나무 옹이처럼 변하면서 경직하여 가만히 있어도 통증을 느끼게 된다.

관절 이외의 뼈에도 위축이 일어나고 근육이나 신경도 침범당하게 된다.

엘리테마토데스

홍반성 낭창(紅斑性 狼瘡)이라고 부르는 것이다. 15~50세 여성이 걸리기 쉽다. 처음은 38~39도의 열이 나고 전신이 나른해지며 관절이 아프고 체중이 감소한다. 마치 감기와 같은 증상이 나타난다. 그 사이 머리카락이 빠지거나 등 윗쪽이나 손바닥, 손톱에 붉은 반점이 나타난다. 얼굴에는 나비 모양의 특유한 붉은 반점이 나타나기 쉽다. 그와 동시에 여러 가지 장기(臟器)증상이 나타난다.

체질에 결함이 있는 사람이 강한 자외선을 쐬거나 약을 남용하는 것이 계기가 되어 일어난다. 병이 진행하면 심장, 신장의 장애도 심해져서 요독증을 일으킨다.

일반적으로는 부신피질 호르몬제가 사용되는데 병을 한층 치료가 어렵게 만들고 있는 것이 실상이다.

류마티즘열(熱)

소아나 젊은층에서 걸리기 쉽다. 편도염이 된 1~2주일 후에 발병한다. 발열, 관절염, 심장의 불규칙한 소리 등의 증상이 나타나며 그중 약 절반 정도는 심장판막증을 일으킨다.

전신성 강피증(強皮症)

30~50세에 일어나기 쉽다. 지각장애, 관절통이 있다. 교원조직이 팽창→ 비후→ 경화의 경과를 거쳐서 피부의 경화·위축, 관절의 구축(狗縮)을 부른다.

혈관내막도 비후하기 때문에 혈관의 내강이 좁아져서 혈행이 나빠지거나 혈관폐쇄를 일으키는 경우도 있다. 그 때문에 혈행장애가 일어난 조직이 위축되거나 석회침착을 하거나 한다. 이런 병변은 심장, 폐, 장, 콩팥 등에 일어나기 쉽다.

피부근염(皮膚筋炎)

소아 및 연배자(40~50세)에게 많다.

피부 상피의 위축, 진피의 부종이나 섬유화, 근육의 팽창과 경화가 일어난다.

주요 증상은 발열, 발진, 사지통, 탈력을 일으키는 것 등이다.

다발성 동맥염

동맥에 염증이 일어난다. 콩팥, 폐, 간, 지라, 소화관, 부신, 뇌, 말초신경에 분포해 있는 동맥 등에 광범위하게 일어난다. 주요 증상은 발열, 고혈압, 각종의 복부증상, 근육통 등이다. 심해지면 심근경색을 일으킨다.

어떤 종류의 교원병이라도 그것을 근본적으로 치료하기 위해서는 세포의 저항성을 강화해야 한다. 세포의 저항성을 상실시키는 것으로써 일반적으로 쉽게 이해할 수 있는 것은 화학

약품이다.

BHC, PCB, 비소, 수은 등이 불쌍한 희생자를 많이 내고 있는 사실은 전세계 사람들이 알고 있다. 이것들과 같은 화학물질인 식품첨가물이나 중성세제(화학약품)등이 우리들의 체세포에 같은 영향을 미치고 있음은 말할 필요도 없다.

그러나 그들 화학물질이 독성을 나타내는 것을 가능하게 하거나 혹은 그 작용을 도와 몇 배나 되는 부작용을 낳게 하고 있는 것은 혼란한 체세포의 기능 그 자체이다.

즉, 세포 자체가 약해져 있기 때문에 필요 이상의 부작용을 받는 형편에 빠져 있는 것이다.

체세포의 기능을 혼란시키는 것은 고기, 우유, 달걀 등의 동물성 단백질 식품이다. 이것들은 장내의 박테리아 상태를 병적으로 바꾸어 세포의 영양조건을 혼란시킴과 동시에 독소가 혈액을 더럽히도록 한다.

이 독소는 공해물질 등의 화학물질과 상승적으로 작용해서 광범위한 교원조직에 장애를 일으키고 있다고 생각된다.

또한 동물성 단백질은 우리들의 몸에 있어서는 이종(異種) 단백이기 때문에 세포의 과민성을 높인다.

〈교원병 치료에 좋은 식단〉

요드, 철, 칼슘을 많이 포함하는 식품은 내분비 기능을 정상화시켜서 교원병에 유효하다. 비타민 A, B류, E를 많이 포함하는 식품은 물질대사를 정상화해서 체질개선을 꾀한다. 비타민 C, 불소를 많이 포함하는 식품은 관절의 장애를 방지한다.

주식

현미밥 = 현미 8, 율무 1, 검은콩 1의 비율로 짓는다.

현미와 기장을 섞어 경단을 만들어 콩가루나 검은깨를 뿌려 먹는 것도 좋다.

부식

당근, 셀러리, 양파, 마늘, 아스파라거스 = 비타민 B류, 철, 칼슘을 많이 포함해서 교원병에 유효.

미나리, 차조기잎, 무청 등의 푸른 채소류 = 비타민 C, 엽산이 풍부해서 세포활동을 정상화시킨다.

콜리플라워, 양배추, 시금치 = 불소가 포함되어 수족의 장애나 이상 감각을 방지한다.

표고버섯, 송이버섯 등의 버섯류 = 지방대사를 정상화해서 조직세포의 변성을 방지한다.

다시마, 미역 등의 해초류 = 비타민 B류, 요드, 칼슘이 풍부해서 신진대사의 장애를 바로잡는다.

〈그 외에 활용하기 바라는 유효 식품〉

된장, 매실, 연근, 쑥갓, 파, 시금치, 까치콩, 가지콩, 오이, 무, 미나리, 월과, 땅두릅, 머위, 우엉, 호박, 가막조개, 해삼.

약초차

율무, 석결명, 질경이를 달여서 차 대신 마신다.

야채 쥬스

오이, 연근, 당근, 셀러리, 양상추, 차조기잎, 치커리, 파세리, 사과를 주로 한 쥬스가 좋다.

매육(梅肉) 엑기스, 효소, 배아, 엽록소를 넣는 것이 바람직하다.

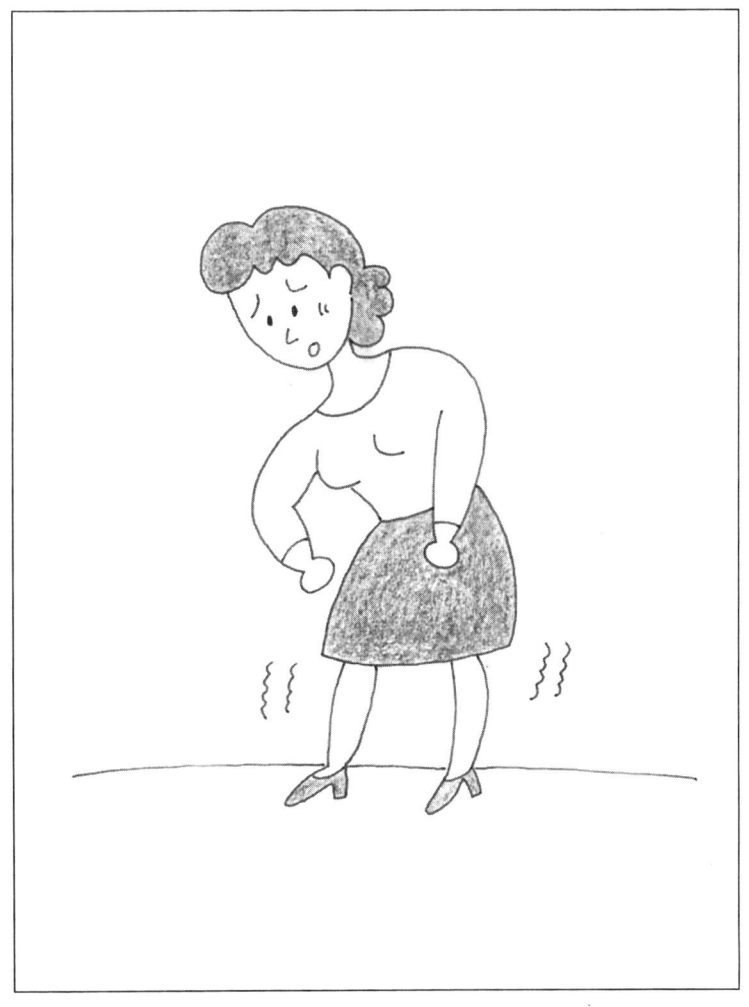

┌─ 자연식 상식 ─────────────────┐

◆ 깨 1알, 콩 2알, 해바라기씨 3개

이와 같이 정백되지 않은 곡류를 포함해서 일반적으로 종자의 종류는 육식, 채식을 통틀어서 왕자의 자리에 있는 식품이라고 일컬어져 왔다. 그것은 그 식품들이 인간 식생활의 주식이 될 수 있을 뿐만 아니라 부식이나 음료수 등으로 광범위하게 활용될 수 있기 때문이라고 한다.

예를 들면, 중앙 아메리카 일대에 거대한 문명을 세웠던 아즈텍족은 주식인 빵과 핫케잌으로 사용하는 옥수수가 동시에 스프에도, 술에도, 과자에도 사용되었다고 한다.

이런 종자류의 공통점은 육류보다 월등한 단백원이 있다는 것과 육류에는 없는 미네랄이 있다는 점, 콜레스테롤을 남기지 않고 피하지방을 공급한다는 점, 정신병 예방에 도움이 되는 레시틴이라는 성분을 포함하고 있다는 점 등을 들 수 있다.

아울러 씨앗인 그 상태대로 장기간 보존이 가능하며 변질이 없이 계속 원래의 성분대로 살아 있다는 점도 장점으로 꼽힌다.

많은 종자류(種子類)의 종류 중에서도 지금까지도 각광받고 있는 깨와 콩, 해바라기씨는 그러한 특색을 더욱 현저하게 갖추고 있는 3대 식품이라고 하겠다.

제4장

만성증후군(慢性症候群)과 식이요법

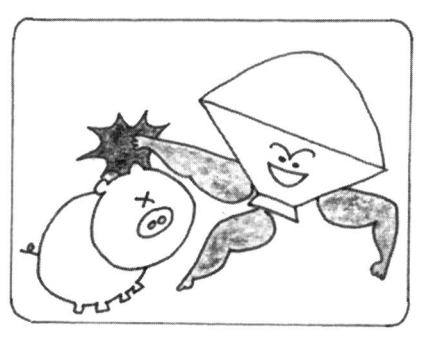

증후군 ①

눈에 일어나는 장애(障碍)

　눈의 만성적 장애는 모두 눈의 노화가 배경이 되어 일어나고 있다. 당뇨병이나 동맥경화증이 되면 고질적으로 눈의 장애가 일어나는 사실은 그 사정을 잘 얘기하고 있다고 할 수 있다.
　체질이 나빠지거나 쇠약해지거나 하면 그 사람의 신체중에서 특히 약해져 있는 부분에 먼저 장애가 나타난다.
　원래 우리들의 몸에 있어서 눈은 매우 예민하게 만들어져 있기 때문에 여러 가지 장애가 나타나기 쉽다. 따라서 눈의 활동에 필요한 영양성분의 만성적 결핍이 있으면 쉽게 눈의 장애는 일어날 수 있다.
　눈의 장애가 어떤 모습의 것이라도 우선은 식생활 개선으로 인한 체질 개선을 치료의 중심에 놓아야 한다. 즉, 현미·채식으로 바꾸어야 한다. 현미·채식으로 인해 눈을 구성하고 있는 세포의 질이 좋아짐과 동시에 간장기능이 부활되고 혈액성상이 정상화됨으로써 눈의 기능장애도 제거되어 간다.

□ 녹내장(綠內障)

녹내장(綠內障)은 지금까지는 노인만이 걸리는 눈병이라고 일컬어지고 있었지만 요즘은 연령에 관계없이 볼 수 있고 더구나 환자는 급격히 많아지고 있다.

눈이 매우 쉽게 피로해지고 어깨결림, 두통이 있고 안압(眼壓)이 상승하면 먼저 녹내장이라고 생각해도 좋다.

정상적인 안구는 내부의 일정한 '수압'으로 구형을 유지하고 있다. 보통 건강한 사람은 10~20mmHg 정도이다. 안압이 높아지면 안구는 딱딱해진다. 시신경이나 망막이 압박되어 그 부분의 혈액 순환이 나빠지기 때문에 시야가 좁아지고 시력도 저하한다.

녹내장이 일어나는 원래 원인은 안압의 이상 상승에 있다. 따라서 안압을 내리는 것이 치료의 기준이 된다. 혈액을 정화하고 수분대사를 정상으로 하는 것, 과식을 절제하고 자율신경 기능을 정상화시키는 것이 중요하다.

□ 백내장(白內障)

백내장(白內障)에 걸리면 수정체가 희고 탁해진다. 중증이 되면 눈동자 부분도 뿌옇게 흐려지므로 곧 알 수 있다. 눈이 침침하다, 눈부시다, 사물이 비뚤어져 보인다 등의 증상부터 시작되어 중증이 되면 시력은 극도로 저하해서 실명(失明)하는 경우도 있다.

□ 근시(近視)・원시(遠視)

우리들의 눈은 가까운 데를 볼 때는 수정체가 불룩해져서 두꺼워지고 먼 데를 볼 때는 얇아진다……고 하듯이 자연히 핀트가 조절되고 있다. 이 조절기능은 모양근이 긴장하거나 느

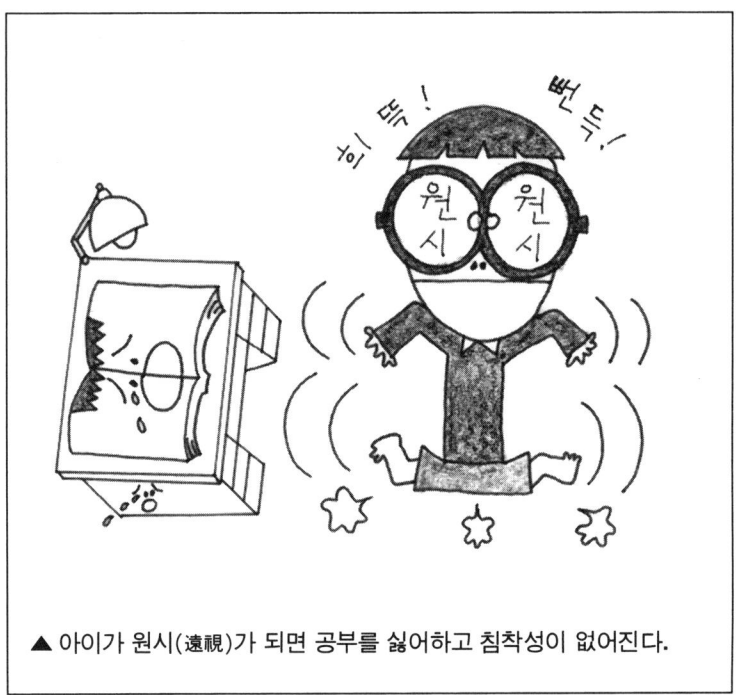

▲ 아이가 원시(遠視)가 되면 공부를 싫어하고 침착성이 없어진다.

슨해지거나 해서 이루어진다. 이 모양근의 기능상태가 틀어지면 근시나 원시가 일어난다.

즉, 상(像)이 망막 뒤쪽에 맺히기 때문에 가까운 사물이 흐릿하게 보이는 것이 원시이다. 책을 읽거나 할 때 핀트를 맞추

기 위해 피로도는 가중되게 된다. 어린이가 원시가 되면 공부를 싫어하면서 침착성 없는 아이가 된다.

한편 근시는 망막보다 앞에 상이 맺히게 되기 때문에 먼 곳에 있는 사물이 보이기 어려워진다. 근시가 되면 눈이 쉽게 지치고 두통이나 어깨 결림이 되기 쉬우면서 초조해지는 경향이 있다.

□ 약시(弱視)

시력 자체가 약하기 때문에 안경을 써도 잘 보이지 않는다. 대개는 눈의 결함뿐 아니라 뇌신경계(시신경)에도 이상이 일어나고 있다. 빛을 느끼는 것은 눈에 있는 망막이지만 물체를 영상으로 인식하는 것은 대뇌이다. 어린이가 약시인 경우는 침착성이나 끈기가 없고 화법도 서투르며 발밑이 불안정해서 잘 넘어진다는 등의 여러 가지 장애가 나타나기 쉽다.

〈눈의 장애를 개선하기 위한 좋은 식단〉

비타민 A와 B_2, 망간, 요드가 풍부한 식품은 눈의 영양을 높여서 눈의 질을 좋게 한다. 불소를 많이 포함하는 식품은 시력을 강화시킨다. 망간, 철을 많이 포함하는 식품은 눈의 충혈을 방지한다.

현미·채식을 실시한 다음에 다음과 같은 민간요법 중에서 적당한 것을 실시하면 한층 효과적이다. 더구나 비타민 B류의 결핍증이나 변비, 냉증, 요통, 어깨 결림 등이 있으면 눈이 쉽게 지치고 시력도 약화된다.

  흑깨, 식물유, 해초, 당근, 호박, 파세리＝여러 가지로 연구해서 보다 많이 먹도록 한다.

  옥수수와 조개 등의 죽＝진정작용이 있고 눈의 피로를 치료한다.

  국화꽃을 먹는다＝시력이 강화된다.

  눈 운동＝눈을 상하 좌우로 빙글빙글 돌리는 운동을 한다.

  지압＝눈을 감고 눈꺼풀 위에서 10번 정도 누른다. 미간 아래 부분과 눈꼬리 부분을 각각 3번씩 세게 누른다. '어깨 윗부분에서 누르면 조금 움푹 패이는 지점', '견갑골 중앙부에서 누르면 심하게 아픈 지점'은 눈의 장애에 매우 유효.

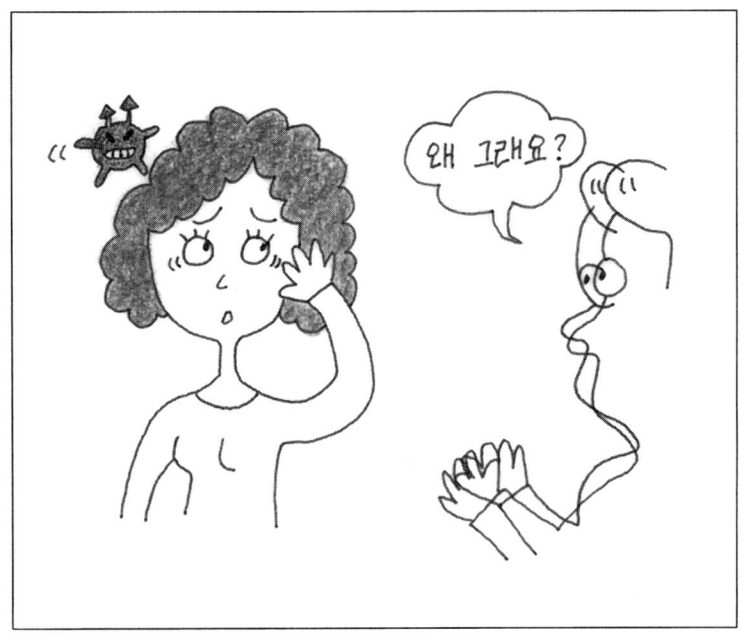

증후군 ②

치질(痔疾)에 관하여

직장(直腸), 항문(肛門)의 점막 밑에는 약 3센티 정도의 폭으로 그물눈 같이 정맥이 모여 있다. 골반내의 혈액은 모두 이곳을 지나서 심장으로 돌아간다. 그 정맥의 흐름이 나빠져서 울혈이 일어나면 정맥이 불룩해져서 혹이 생긴다.

이 혹이 찢어지면 출혈을 일으킨다. 배변 시의 압박과 마찰로 찢어지는 경우가 많다. 특히 변비로 변이 딱딱해져 있으면 찢어지기 쉽다.

1번의 출혈만으로는 그렇지 않겠지만 몇번이나 반복하는 사이에 실혈증의 빈혈을 일으키는 경우도 있다. 또한 혹은 동시에 몇개나 생기는 것이 보통이다. 내부에 생긴 혹이 배변시에 밖으로 나온 채 안으로 들어가지 않게 되는 경우도 있다.

그뿐이라면 통증은 없다. 그러나 거기에 세균감염으로 염증이 일어나면 대단한 통증을 느끼게 된다. 심해지면 걸을 수도 앉을 수도 없다는 상태가 된다.

치질 질환은 직장의 항문점막 아래의 정맥을 지속적으로 압박하는 사람에게 일어나기 쉽다고 한다.

예를 들면 주로 의자나 자리에 앉아서 일하는 사람, 자동차 운전을 자주 하는 사람 등이다. 또한 이 부분에 압력이 가해지기 쉬운 사람, 예컨대 천식환자 등에게도 일어나기 쉽다고 한다.

그러나 역시 체질과 밀접한 관계가 있다. 혈액순환이 나쁘고 정맥벽이 약한 체질의 사람은 걸리기 쉽다. 이런 사람들은 혈액성상이 혼란스럽고 자율신경의 균형이 무너져서 체세포가 약해져 있다.

이런 체질을 초래하는 것은 백미·육식, 그리고 과식이다. 이것들은 모두 장의 기능을 혼란스럽게 해서 변비를 일으키기 쉽게 하고 혈액을 심하게 더럽힌다.

이런 사람이 겨울이나 여름의 냉방으로 하복부나 다리를 차게 하거나 정신적 스트레스를 받거나 좌업에 종사하거나 하면 쉽게 발병하게 된다.

절(寺)에 갈 때까지(즉 죽을 때까지) 치료되지 않는다고 해서 치질(痔)이라는 이름이 붙여졌다고 할 만큼 치료가 어려운 병이라고 생각되고 있지만 체질을 개선하고 정신적 스트레스를 해소하고 운동을 충분히 함으로써 예방하고 치료할 수 있다.

□ 치핵(痔核 ; 수치질)

항문 주위의 혈류가 나빠져서 정맥이 울혈한 것. 항문에서 튀어나와 압박되거나 스치거나 한다.

□ 치루(痔漏 ; 암치질)

변속의 세균으로 인해 항문 주위에 염증이 일어나서 항문 주위에 농양을 일으킨다. 거기에서 고름이 흘러내려 그 후에 관(管)이 형성된 것이다.

□ 열항(裂肛)

항문의 상피(上皮)가 찢어진 것. 변비로 인해 변이 딱딱해져 있으면 일어나기 쉽고 배변중에 심하게 아프다. 자율신경의 균형이 무너지면 항문괄약근이 경련해서 통증을 더한다. 몇번이나 반복해서 찢어지면 상처 부위는 궤양이 되어 치료가 어려워진다.

〈치질 치료에 좋은 식단〉

철을 많이 포함하는 식품은 직장근(直腸筋)을 강화해서 배변을 스무드하게 한다. 마그네슘, 비타민 D를 많이 포함하는 식품은 변비를 치료해서 정맥혈의 울혈을 방지한다. 칼슘, 칼륨을 많이 포함하는 식품은 혈액순환을 촉진해서 울혈을 제거한다. 규소를 포함하는 식품은 통증을 진정시킨다.

현미·채식을 하고 다음과 같은 민간요법을 아울러 실시하면 보다 빨리 조치할 수 있다.

무화과를 1일 2~3개씩 상식한다 = 변통이 좋아져서 탁월한 효과를 나타낸다.

흑깨, 녹미채를 상식한다. 우렁이를 으깨 갈아서 메밀가루와 반죽해서 국부에 붙인다.

요탕을 한다 = 쑥 달인 물을 섞어 만든 물에서 허리부터 아래만을 물에 담근다. 상반신에 땀이 날 때까지 담그고 있다. 매일 계속할 것.

지압 = 목욕할 때 등에 욕조 안에서 항문 주위를 손가락 끝으로 조용히 천천히 누른다.

엎드려 누워 골반 중앙을 허리부터 꼬리뼈까지 약 2cm 간격으로 천천히 힘을 주어 10번 반복해서 누른다.

통증이 심할 때는 마늘을 석쇠에 구워 질금질금 즙이 나오게 되면 거어즈에 싸서 따뜻할 때 환부에 댄다.

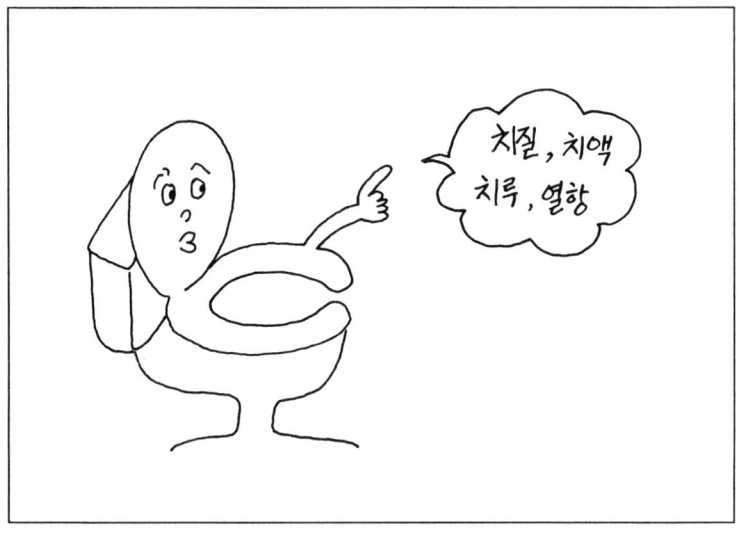

증후군 ③

변비(便秘)에 관하여

쾌면, 쾌식, 쾌통의 3쾌가 갖춰져 있는 것이 건강의 비결이다.

그런데 현대는 언뜻 아무것도 아닌 이 3가지를 모두 갖추고 있는 사람이 매우 적다. 특히 많은 것은 쾌통이 없는 사람이다. 즉 변비로 고생하고 있는 사람이 가장 많다는 얘기다. 쾌통이 없으면 쾌면도 쾌식도 사실은 있을 수 없는 일이다. 3자는 각각 별개의 것이 아니고 밀접하게 연결되어 있기 때문이다.

변비 증세가 있는데 식욕이 충분하고 푹 잘 수 있다는 것은 본래 있을 수 없다. 하물며 '그저 변비일 뿐 나머지는 아무데도 나쁜 데가 없다. 건강 그 자체'라고 하는 말은 있을 수 없다. 반드시 약간의 장애가 일어나고 있을 것이다. 아직 장애가 표면화되지 않을 뿐으로 장차 반드시 나타나기 마련이다.

그 밖의 경우, 특별한 원인이 없이 일어나는 것은 상습성 변비. 보통 변비라는 것의 대부분이 이것이다.

상습성 변비가 일어나는 최대의 원인은 동물성 단백질 식품의 과식으로 위장에 부담을 지나치게 주어 소화흡수기능을 약화시키고 있는 것이다. 게다가 운동부족으로 위장의 활동이 활발치 못하게 되어 있다.

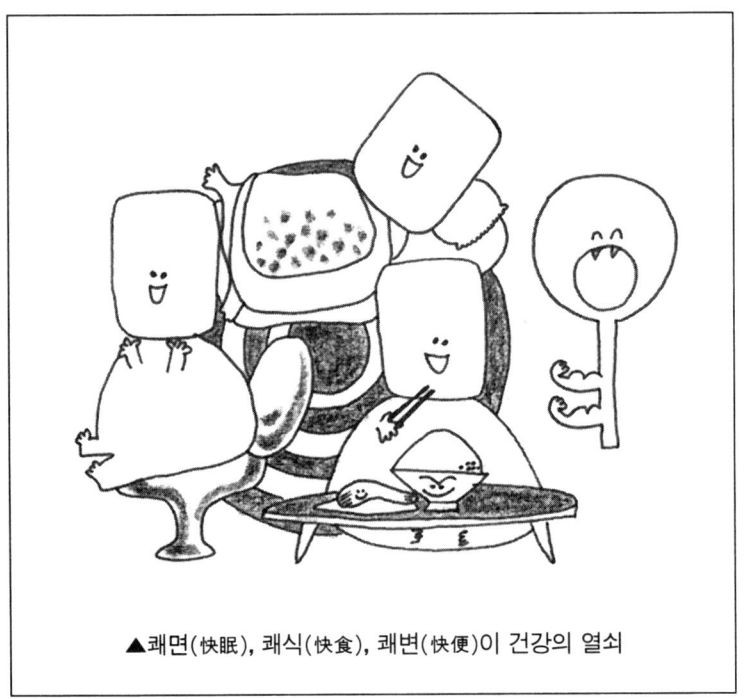

▲쾌면(快眠), 쾌식(快食), 쾌변(快便)이 건강의 열쇠

정신적 스트레스가 자율신경을 불안정하게 하고 위장의 기능을 이상하게 한다.

더욱이 아침에 변의를 가장 강하게 느낄 때에 출근이나 가사에 바빠서 변의를 억제하는 버릇이 붙어 버렸다……고 하는 악조건이 겹쳐서 고질적인 변비가 일어난다.

변비의 나쁜 작용은 일반적으로 생각되고 있는 것보다 훨씬 크다.

복부가 팽팽하고 답답해서 항상 기분이 개운치 않다. 두통이나 머리가 무거운 느낌에 시달리고 심해지면 정신기능도 장애를 받는다.

피부의 거침, 여드름 등의 미용장애가 일어난다.

장벽(腸壁)에 역연동이 일어나서 대장내의 가스가 소장이나 위로 올라가서 산통이나 위통, 더욱 심한 경우에는 호흡곤란이나 심계항진을 일으킨다.

또한 역수송되어 온 가스 때문에 위확장이 일어나면 위점막의 혈행이 나빠져서 위궤양이 일어난다. 그러나 이상에 든 사항보다 더욱 중대한 문제는 장내의 이상발효나 부패로 인해 생긴 독소가 흡수되어 혈액에 의해 전신에 흩뿌려져서 여러 가지 장애를 일으킨다고 하는 점이다.

일반적으로 장려되고 있는 요법은 섬유질이 많은 야채를 충분히 섭취한다, 적당한 운동을 한다, 아침에 일어나자마자 냉수를 마신다……등이다.

그러나 실제로 상습성 변비를 일으키고 있는 사람에게는 거의 효과가 없다. 그래서 결국 하제를 사용하게 된다. 그래서 장의 기능을 변화시켜서 한층 더 심한 변비가 되어 간다. 가령 한방약이 주체가 되고 있는 것이라도 하제에 의지하면 변비를 근본적으로 치료할 수 없다.

상습성 변비를 완치시키기 위해서는 현미·채식으로 장의 기능을 정상화시키는 이외에 방법이 없다.

〈변비 치료에 좋은 식단〉

비타민 A류, 철, 나트륨을 많이 포함하는 식품은 소화작용을 촉진해서 위장의 기능을 강화한다. 비타민 B_1을 많이 포함하는 식품은 장의 연동운동을 높여 노폐산물 배설을 쉽게 한다. 마그네슘, 나트륨을 많이 포함하는 식품은 장내의 이상발효를 억제해서 독소의 발생을 방지한다.

현미·채식을 하고 다음과 같은 민간요법을 아울러 실시하면 한층 효과적이다.

팥과 다시마를 물에 삶아 팥만을 먹는다 = 계속 먹게 되면 어떤 변비도 통한다. 팥에 포함되는 맛(사포닌)과 껍질에 포함되는 섬유가 장의 활동을 촉진한다.

목이버섯, 구약나물, 죽순, 바나나를 먹는다 = 목이버섯을 상식하면 숙변도 배설할 수 있다. 구약나물은 병적인 세균의 번식을 방지하고 유용균의 증식을 꾀한다. 죽순은 섬유가 많기 때문에 연동운동을 촉진한다. 바나나도 펙틴질이 많이 포함되어 장의 운동을 활발히 한다.

석결명 20g을 물 700cc에 약 30분 달여서 공복시에 마시면 탁월한 효과가 있다.

복근을 강화하는 운동을 한다 = 변비증이 있는 사람은 배의 근력이 약하기 때문에 복근을 강화하는 것이 중요.

한꺼번에 변통하고 싶은 경우는 참기름을 작은 잔(소주잔 정도) 1잔 정도로 마신다.

증후군 ④

불면증(不眠症)에 관하여

　수면중 우리들의 정신은 가장 해방된다. 생명활동이 유지되고 있는 상태 중에서는 가장 자극이 적은 상태가 되기 때문이다.
　이 동안에 우리들은 심신의 피로를 풀고 새로운 활동의 에너지를 저장한다. 그것을 좀더 구체적으로 말하자면 '위장을 쉬게 한다'고 하는 얘기가 된다.
　우리들이 살아가는데 있어서 활동의 중심을 이루고 있는 것은 소화 기능이다. 위장은 음식물로 받아들인 단순한 물질을 생명활동을 영위하는 '살아있는 물질로 바꾼다'고 하는 큰 일을 하고 있다. 곧 사용할 수 있는 상태가 된 영양물이나 산소를 공급받아 그것을 소비하면서 활동하고 있는 다른 장기와는 활동의 성질이 근본적으로 다르다.
　따라서 위장은 뇌 등보다 엄청난 피로를 감수하게 된다. 이 위장의 피로를 풀기 위해서 수면이라는 현상이 일어난다.
　불면증은 이 중요한 움직임이 정상으로 이루어지지 않게 되어 있는 것이므로 중대한 문제이다.

　그러나 수면은 생명을 유지하는데 있어서 불가결한 조건인 만큼 원래 필요한 만큼은 필연적으로 잘 수 있는 구조로 변화되어 있다. 불면증은 그것이 이상한 모습으로 변화되어 있는 것이므로 그것을 바로 잡아주면 된다. 불면증은 그다지 치료가 어려운 질환은 아니다.

　불면증 환자의 대부분은 노이로제 기미가 있다. 실제 우울병에 걸린 사람도 적지 않다. 즉, 신경기능이 상당히 지쳐 있는 것이다.

　그 신경계를 약하게 만드는 최대원인은 식생활의 잘못으로 인한 위장장애에 있다. 위장의 기능이 나빠지면 효소나 비타민 등 미량성분의 흡수가 나빠지고 합성능력도 저하한다. 이들 미량성분을 대량으로 소비하면서 활동하고 있는 신경세포는 가장 먼저 타격을 받는다.

　신경기능이 약질화하면 환경에 대한 순응성이 매우 저하한다. 의심하거나 두려워하는 등의 마음이 이상하게 강해져서 뭔가에 대해 과민하게 반응하게 된다. 사소한 일이 걱정되어 잠을 못자고 뒤척이거나 선잠이 들고, 밤중에 눈이 떠져서 잠을 못 자게 된다.

　일반적으로는 이런 사람에 대해 '낮에 있었던 일은 낮에 해결하고 밤까지 가져가지 않도록 유의하라'고 충고를 한다. 그러나 그럴 수 없어서 고민하는 것이 불면증이기 때문에 우선 생리적으로 신경계의 약화를 해결하는 일이 선결조건이다. 실제 그것만으로 거의 치료되어 버린다.

제1부 체질을 개선하는 현미·채식요법 · 193

 식사의 내용을 개선함과 동시에 과감히 소식(小食)을 실천함으로써 위장의 피로를 풀고 기능을 회복시켜야 한다. 즉 '현미·채식, 1일 2식의 소식'이 적당하다. 보통 한 끼 식사로 인한 위장의 피로는 3시간의 수면으로 해소된다. 따라서 6~8시

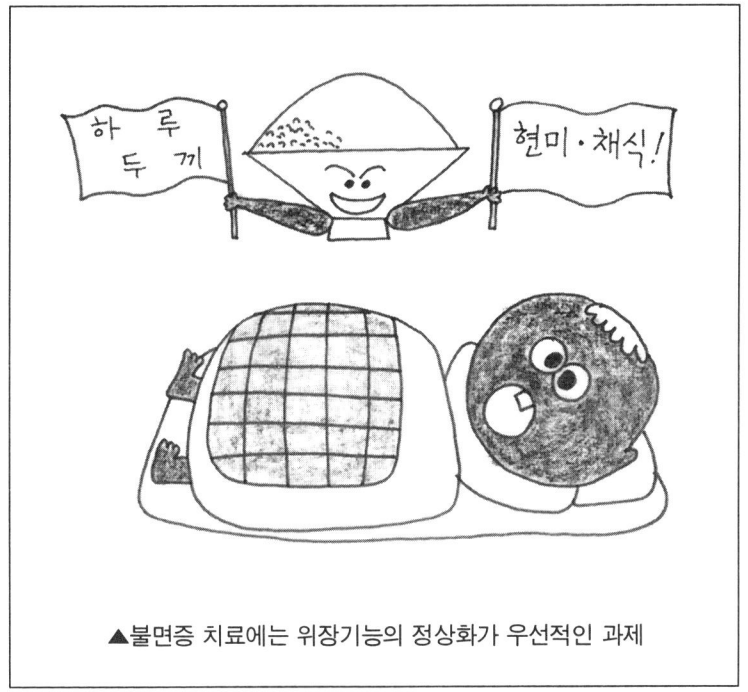
▲불면증 치료에는 위장기능의 정상화가 우선적인 과제

간의 수면으로 쾌적한 생활을 보내기 위해서는 1일 2식으로 해야 한다. 만일 3끼의 식사를 해왔다면 1끼의 양을 과감히 줄여야 한다.
 현미·채식의 소식이라면 1일 5~6시간의 수면으로 충분해진다. 하루나 이틀의 철야도 아무렇지 않다.

그러나 백미·육식을 하고 수면시간을 단축한 생활을 오래 계속하면 심각한 불면증에 빠진다.

또한 인간은 원래 야행동물이 아니기 때문에 낮에 활동하고 밤에 잔다는 자연의 리듬에 맞추는 것도 중요하다. 최근의 젊은이들처럼 엉터리 식생활을 하는데다가 밤중에 스테레오나 심야방송을 듣거나 해서 아침에 잠투정을 하고 낮을 조금 지나서까지 잔다……고 하는 생활은 본인은 조금도 힘들지 않다고 하더라도 마침내는 정신분열증을 보일 수도 있다.

〈불면증 치료에 좋은 식단〉

비타민 B_2, 철을 많이 포함한 식품은 자율신경을 안정시켜 불면증을 방지한다. 또한 망간, 마그네슘, 나트륨을 많이 포함하는 식품은 숙면을 가져오는 효과가 있어 낮에 심하게 졸리는 것을 방지한다.

현미·채식을 하고 다음과 같은 민간요법을 아울러 실시하면 불면증은 치료할 수 있다.

양파를 날로 먹는다. 특히 저녁식사에 먹으면 효과적.

저녁에 일찍 잠들지 못해서 아침에 일찍 일어나기 힘든 사람은 대추술을 잠자리 술로 마신다＝대추술은 소주 2홉에 대추 8개 이상을 넣어 1개월 이상 둔 후 매일 1잔씩 마신다.

치자나무 과피 10g를 1일량으로 해서 달여 마신다＝마음이 진정되어 잘 잘 수 있게 된다.

자기 전에 미지근한 물에 푹 들어간다.

현미떡 1개를 조미하지 않은 채 구워서 취침전에 먹는다＝

제1부 체질을 개선하는 현미·채식요법 · 195

밤중에 종종 소변보기 위해 일어난다는 사람에게 효과가 있다. 몸이 따뜻해져서 밤중에 소변 때문에 눈을 뜨는 일이 없어 아침까지 숙면할 수 있다.

잠자리에 들기 전에 현미 스프나 생강차를 마신다.

혹은 재워 둔 매실 조각 1, 2개를 뜨거운 물에 넣어서 마신다.

곶감 3개와 물 600cc를 약한 불에 잘 달여서 자기 전에 마신다.

지압＝발을 중점적으로 누른다. 특히 발바닥, 발등, 장딴지, 대퇴부 안쪽과 바깥쪽.

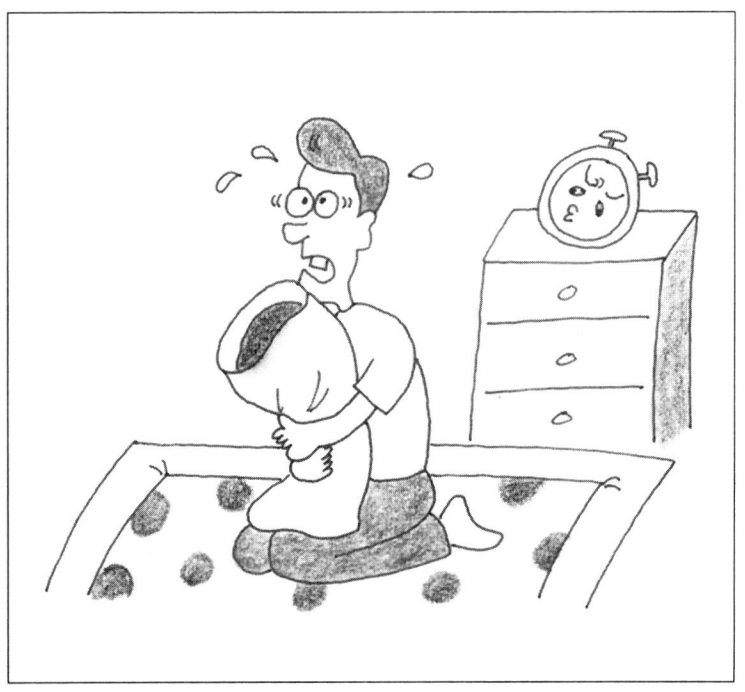

증후군 ⑤

치조농루(齒槽膿漏)에 관하여

　치조농루는 이빨 주변의 조직이 화농(종기가 곪아서 고름이 생김)해서 차츰 침범당해 가는 병이다. 잇몸 가장자리에서의 출혈, 이와 잇몸 사이에서 농이 나거나 잇몸이 붓거나 혹은 마모되거나 하는 등의 증상이 일어난다.

　특별한 통증도 없기 때문에 신경쓰지 않는 사람이 많다. 병이 진행하면 이가 흔들리고 치열도 나빠져서 음식을 씹어도 힘이 없고 잇몸이 부어 매우 아프게 된다. 그리고 구취가 난다는 곤란한 증상도 나타난다. 마침내 이가 흔들려서 전부 빠져 버릴 수 있다.

　이집트의 미라에서도 치조농루가 발견되었다고 하듯이 아주 옛날부터 있었던 병이지만 완전히 흔한 병이 되어 버린 것은 극히 최근의 일이다. 현대는 어른의 90% 이상이 치조농루라고 한다.

　치조농루는 잇몸염에 이어서 일어나는 경우가 많다. 그 잇몸염은 특히 이의 더러움에서 일어난다고 한다. 즉, 이 뿌리에 음식 찌꺼기가 쌓인 채로 있게 되면 타액의 성분(칼슘 그 외)이나 세균의 작용으로 석회화되어서 그것이 잇몸을 자극하여 염증을 일으킨다는 것이다.

그러나 이의 더러움보다 근본적인 문제는 체질이다. 당뇨병이나 당뇨병 체질이 되면 치조농루에 매우 걸리기 쉬워지는 사실은 그 좋은 증거이다.

따라서 이를 더럽히지 않도록 주의하는 것이 중요한 일이지만 그 이상으로 중요한 점은 체질 개선이다. 혈액을 깨끗이 하고 잇몸의 혈액순환을 좋게 해야 한다.

〈치조농루 치료에 좋은 식단〉

칼륨, 염소, 불소를 포함한 식품은 잇몸을 튼튼하게 해서 치조농루를 방지한다. 비타민 A, C, D를 포함하는 식품은 치질(齒質)을 튼튼하게 한다. 또한 규소, 칼륨을 많이 포함하는 식품은 치근(齒根)을 튼튼하게 하는 효과가 있다.

현미·채식을 하고 다음과 같은 민간요법을 아울러 실시하면 치조농루는 방지할 수 있고 또 악화를 방지할 수 있다.

별꽃을 건조시켜서 분말로 한 것에 굵은 소금을 섞어서 칫솔에 묻혀서 이 및 잇몸을 마시지하듯이 잘 닦는다.

양상추나 미나리를 평소에 자주 섭취한다.

연근즙을 마신다.

솔잎을 보리차로 달인 즙(따뜻한 것)에 굵은 소금을 넣어 1일 수차례 양치질한다.

증후군 ⑥

요통(腰痛)에 관하여

요통은 여러 가지 원인으로 일어난다. 예컨대 질환의 한 증상으로 일어나는 경우(당뇨병, 통풍, 수은중독, 신경쇠약 등), 내장장애로 인한 방산통에 의한 경우(담석증, 자궁후굴 등), 국소장애에 의한 경우 등(척추카리에스, 요부염좌 등). 원인별로 나누면 대강 2백종 이상이 되어 버릴 것이다.

특히 격렬한 증상을 나타내는 요통은 추간판(椎間板)의 이상으로 일어나는 것이 많다.

등뼈(척추골)는 1개의 뼈로 되어 있는 것이 아니고 32개의 뼈가 염주꿰듯 줄줄이 묶여서 만들어져 있다. 따라서 등뼈에는 유연성이 있어 몸을 마음대로 구부리거나 움직일 수 있다.

뼈와 뼈 사이에는 추간판이 있어서 쿠션 역할을 하고 있다. 이 추간판의 탄력성이 약해지면 위와 아래의 뼈가 압박을 받아 얇아지거나 밖으로 튀어 나오거나(추간판 헤르니아) 해서 근처에 분포되어 있는 신경이 자극되거나 척추신경을 압박해서 통증을 발생시키게 된다.

또한 추간판에는 신경이나 혈관이 적다. 그 때문에 다른 조직기관에 비하면 노화하기 쉽고 한번 장애가 일어나면 좀체로 회복이 어렵다.

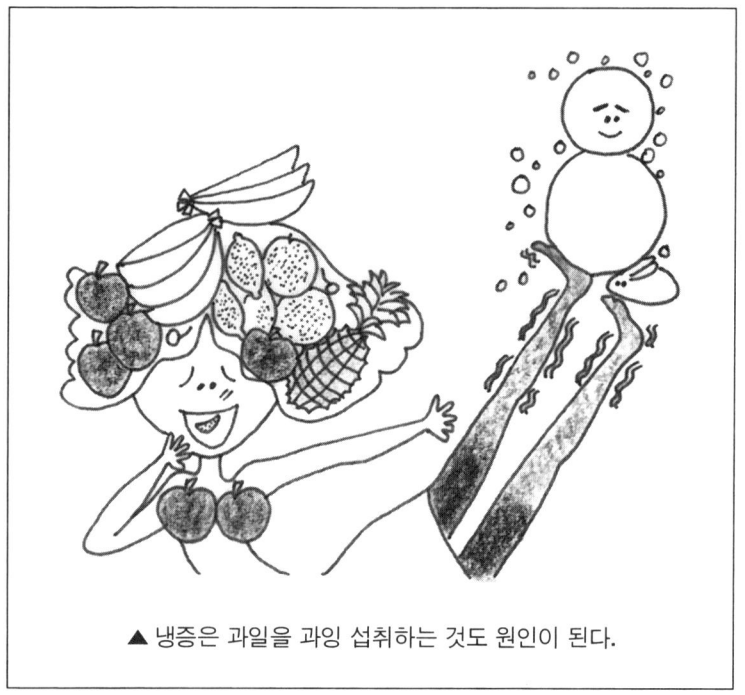

▲ 냉증은 과일을 과잉 섭취하는 것도 원인이 된다.

그 외 여성은 미용식이라고 해서 과일을 과잉 섭취하는 경향이 있는데 이것도 몸의 지나친 냉증이 되어 요통의 한 요인이 되고 있다.

따라서 요통 치료는 혈액의 질을 좋게 해서 허리 부위로의 혈액순환을 촉진하는 것이 우선 필요하다.

추간판에는 그렇지 않아도 영양공급이 어렵게 되어 있으므로 혈액의 기능을 좋게 해서 영양물이나 산소를 보다 효율적으로 보내야 한다.

요통은 허리를 많이 쓰는 육체 노동자보다 오히려 사무계일에 종사하고 있는 사람에게 많이 볼 수 있다. 백미·육식으로 혈액이 혼탁해지고 체세포의 질을 약화시키고 있는데다가 운동부족이 더해져서 추간판의 섬유고리가 느슨해지기 쉬운 상태로 되어 있기 때문이다.

거기에 장시간 의자에 앉은 자세로 허리에 무리한 힘을 가하게 되면 수핵이 튀어 나오기 쉬운 조건이 갖추어지게 된다. 이런 사람이 장거리 드라이브하러 나가거나 철야로 책상다리하고 포카를 한다거나 또는 골프 퍼트로 허리를 웅크리거나 하게 되면 그것을 계기로 간단히 요통증을 일으켜 버린다.

여성에게 요통이 일어나기 쉬운 것은 남성과 달라서 골반내에 자궁이나 난소 등의 내성기가 있어 이것들에 분포하는 혈관도 복잡하고 호르몬이나 자율신경의 영향을 받아 충혈이나 울혈등의 혈류장애가 일어나기 쉽기 때문이다.

어쨌든 요통의 근본요법은 식사개혁을 통한 체질 개선에 있다.

그와 동시에 항상 올바른 자세를 유지해서 허리 근육의 과다한 긴장을 제거하는 것, 허리의 운동이나 목욕, 적외선 조사(照射) 등으로 허리 부분의 혈액순환을 좋게 하는 것을 유의해야 한다.

〈요통 치료에 좋은 식단〉

비타민 B류를 많이 포함하는 식품은 신경계의 과민성을 제거한다. 나트륨, 망간을 많이 포함하는 식품은 신경의 염증이나 경련에 의한 통증을 진정시킨다.

현미·채식을 하고 다음과 같은 민간요법도 아울러서 실시하면 보다 빨리 치료할 수 있다.

구기자와 쑥을 달여서 차 대신 마신다.

구기자, 석결명, 율무를 달여서 차 대신 마신다.

약탕 = 송엽, 무우 말린 잎, 창포, 귤껍질 등의 달인 즙을 뜨거운 물에 넣고 목욕한다.

뒷걸음 = 추간판 헤르니아에 효과가 있다. 뒤로 미끄러지듯이 보통으로 걷는다. 평소 쓰지 않는 근육을 사용하기 때문에 그 자극으로 몸의 이상한 변화들이 시정된다.

신경통의 경우는 뜸, 침, 지압 등도 유효하다.

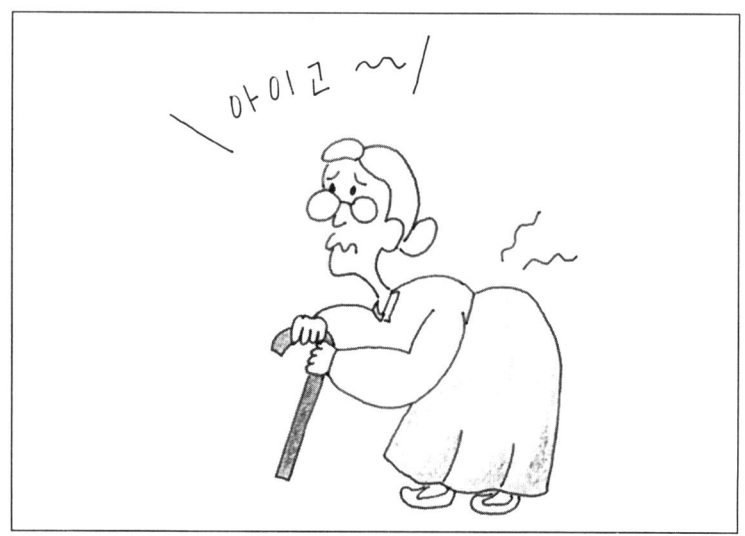

증후군 ⑦

냉증(冷症)에 관하여

몸의 일부가 차가워지거나 으슬으슬한 느낌을 느끼는 증상이다. 특히 냉증을 느끼기 쉬운 부위는 수족 끝, 어깨, 허리 주변, 발이다. 단, 냉증을 호소하는 부위를 만져 봐도 반드시 차갑지는 않다.

우리들의 몸에서는 음식을 연소(燃燒)해 에너지를 내고 있다. 그 에너지는 혈액, 호르몬, 신경의 순환, 조절작용을 받음으로써 전신의 각 조직에서 효율적이고 합리적으로 사용되고 있다. 이 에너지 대사에 관계된 기능에 장애가 있으면 냉증이 일어나기 쉽다.

특히 갑상선의 기능이 저하하면 냉증은 일어나기 쉽다. 갑상선은 물질대사를 왕성하게 해서 체온을 높이는 작용을 하고 있는 내분비선이다. 갑상선의 기능장애가 일어나면 빈혈이나 단백뇨 등을 볼 수 있게 되고 동작도 둔해지며 냉증도 나타나기 쉬워진다. 갑상선의 기능장애는 내분비기능 전체의 혼란을 부르기 쉽다.

여성은 월경, 임신, 출산, 월경정지 등 때문에 내분비장애를 일으키기 쉽다. 냉증이 여성에게 압도적으로 많은 것도 첫째는 그것이 원인이다. 특히 월경불순이나 갱년기 장애에 걸린 사람은 냉증이 되기 쉽다.

갑상선의 기능장애가 일어나는 것은 선세포(腺細胞)의 활동을 충분히 시킬 만한 영양성분이나 산소가 보내지고 있지 않기 때문이다.

그 원인으로써 첫째로 들 수 있는 것은 소화기능의 이상이다. 실제 냉증에 걸린 사람의 대부분은 위장의 기능이 나빠져 있다.

소화기능이 장애받으면 빈혈이 되기 쉽지만 신경계도 매우 약해진다. 빈혈이 되면 혈액속의 헤모글로빈이 감소하기 때문에 조직에 충분한 산소가 공급되기 어려워진다. 세포활동은 약해져서 열의 발생도 그만큼 적어진다.

신경계 중에서도 특히 자율신경이 실조하기 쉬워진다. 혈관의 수축이나 확장이 스무드하게 되지 않기 때문에 체내의 혈액 분포나 배분이 나빠지면서 하반신이나 말초조직은 혈액이 부족해져서 냉증이 일어나고 상반신에는 혈액이 울혈되거나 정체해서 상기(上氣)나 동계(動悸)가 일어난다.

이런 상태를 일으키는 원인의 하나에 과일의 과잉 섭취가 있다. 과일은 미용에 좋다고 하지만 과신은 금물이다. 과잉 섭취는 냉증을 불러 미용에도 마이너스가 된다.

두꺼운 옷을 입거나 차가운 부분을 2중 3중으로 감싸서 따뜻하게 해도 반드시 차가운 느낌은 제거할 수 없다. 첫째 그런 상태로는 일상 활동도 대폭으로 제한받는다.

체질적 결함을 보완해서 냉증 그 자체를 근본적으로 치료해 버려야 한다. 현미·채식을 해서 우선 소화기능의 건전화를 꾀할 필요가 있다.

〈냉증 치료에 좋은 식단〉

철, 불소, 비타민 A, E를 많이 포함하는 식품은 내분비기능을 정상화시켜 냉증을 치료한다. 철, 나트륨을 많이 포함하는 식품은 특히 수족의 냉증을 방지하는데 유효.

현미·채식을 하고 다음과 같은 민간요법을 아울러서 실시하면 보다 빨리 치료할 수 있다.

된장국과 함께 현미떡을 매일 아침 먹는다.

메밀묵을 파나 고추, 무우즙, 김 등의 고명을 듬뿍 묻혀서 먹는다.

해초류, 참기름을 충분히 먹는다.

약탕＝쑥을 건조시켜 진하게 달인 즙을 목욕탕에 넣고 목욕한다. 또는 요탕(腰湯)으로 해도 좋다.

발끝이 특히 찰 경우＝허리에 장애가 있는 경우가 많으므로 그것을 치료해야 한다. 지압이나 목욕이 유효(요통증의 항을 참조).

손이 특히 찰 경우＝손가락 끝을 1개 1개 집어서 주무르듯이 누른다. 이것을 1일 약 15분, 매일 실시한다.

증후군 ⑧

어깨 결림에 관하여

　어깨결림이란 의학적으로 말하면 주로 승모근(僧帽筋)이 딱딱해져서 그 때문에 '팽팽한' 듯한 불쾌감이 일어난다. 더구나 승모근은 목 뒤부터 양어깨, 더욱이 등 중앙부로 퍼지고 있는 마름모꼴의 큰 근육이다.

　원래 무거운 2개의 팔을 매달고 무거운 머리를 받치고 있는 데다가 목이나 어깨는 몸 상부에 있어서 혈액순환이 나빠 울혈하기 쉽게 되어 있다.

　따라서 오래도록 일을 하거나 하면 어깨 결림이 일어나기 쉽다. 그러나 너무 지나치게 사용해서 일어난 어깨결림이라면 일시적인 것이므로 휴식을 취하면 자연히 치료된다.

　그러나 만성 어깨 결림은 몸만 쉬는 것으로는 치료되지 않는다. 지속적인 혈액순환의 장애, 조직의 영양장애 등이 원인이 되어서 일어나고 있기 때문이다.

　목이나 어깨의 영양장애가 일어나면 목이나 등뼈, 어깨 관절에 변형이 일어나거나 근육의 이상수축이 일어나거나 또한 뼈와 뼈의 연결 역할을 하고 있는 아교질(추간판)이 얇아져서 그곳을 지나고 있는 신경을 압박하기 쉬워진다.

혈액순환이 나빠지면 산소 공급도 적어지고 정맥이 울혈해서 피로물질이 쌓이기 쉬워지므로 역시 세포활동은 지장을 받아 여러 가지 트러블을 일으키기 쉬워진다.

만성 어깨 결림을 치료하기 위해서는 현미·채식을 해서 혈액성상을 정상화해야 한다. 조직에 필요한 영양분을 보냄과 동시에 조직에 생긴 노폐산물을 신속하게 실어 내가도록 한다. 혈액의 질이 좋아지면 혈관의 탄력성도 늘어나서 혈액순환도 자연히 좋아진다.

게다가 자세를 올바르게 유지하는 것을 유의할 필요가 있다. 항상 나쁜 자세로 있으면 근육이나 신경에 대한 자극이 불균형해져서 어깨 결림이 일어나기 쉬워진다.

체조나 지압 혹은 교정요법, 온열요법을 계속 실시하면 보다 효과적이다. 혈액순환이 촉진되거나 반사작용으로 결림의 해소가 촉진되기 때문이다.

더구나 고질적인 어깨 결림에 동계나 협심증과 비슷한 증상이 일어나는 경우는 동맥경화, 고혈압, 심장병의 증상에 의해 일어난 어깨 결림이다. 이 경우는 무턱대고 체조나 그 밖의 요법을 하는 것을 피하고 그들 병을 치료하기 위한 식사요법을 해야 한다.

마찬가지로 폐결핵, 빈혈, 저혈압, 고혈압, 갑상선장애, 당뇨병, 위장병, 담석증, 변비 등에 의해서도 어깨 결림은 일어나기 쉬우므로 다른 증상을 보고 그것들을 감별을 할 필요가 있다.

　최근 매우 많아지고 있는 것이 정신적 어깨 결림이다. 신경의 과다 사용, 지나친 긴장이라는 정신적인 원인만으로도 만성적인 어깨 결림은 일어나기 쉽다. 낙천적으로 사물을 생각하도록 노력하는 것이 중요.

　현미·채식으로 혈액이 깨끗해지면 신경계가 강해져서 생리적으로 대범한 마음이 자리잡게 된다.

〈어깨 결림 치료에 좋은 식단〉

　B_1이 풍부한 식품은 소화력을 강화해서 위의 피로를 해소하면서 어깨 결림 방지에 도움이 된다.

　망간을 많이 포함하는 식품은 근육의 결림을 푼다. 또한 칼륨을 많이 포함하는 식품은 혈류를 촉진해서 통증을 진정시킨다.

　현미·채식을 하고 다음과 같은 민간요법도 아울러서 실시하면 보다 빨리 치료할 수 있다.

　삼백초를 달여서 차 대신 마신다.

　율무를 달여서 마신다＝근육 결림, 힘줄의 경직이나 땅김을 푼다.

　운동부족의 경우＝몸을 많이 사용하도록 한다. 육체노동을 하고 있는 사람에게는 어깨 결림은 의외로 적다.

　어깨의 부분적인 과다 사용(재봉 등)에 의한 경우＝손가락으로 눌러서 가장 통증을 강하게 느끼는 부위에 금속자기립을 붙인다.

내장질환이 원인이 되고 있는 경우는 그 내장장애를 치료시켜야 한다.

관련통이 나타나기 쉬운 부위는 다음과 같다.

간장장애 – 오른쪽 어깨가 결리다.

위장장애 – 왼쪽 어깨가 결리다.

폐의 왼쪽 장애 – 왼쪽 어깨가 결리다.

폐의 오른쪽 장애 – 오른쪽 어깨가 결리다.

심장장애 – 왼쪽 견갑골내 상각에 통증과 결림이 나타난다.

산부인과 질환 – 목줄기나 머리의 뒷쪽 부분이 결리다.

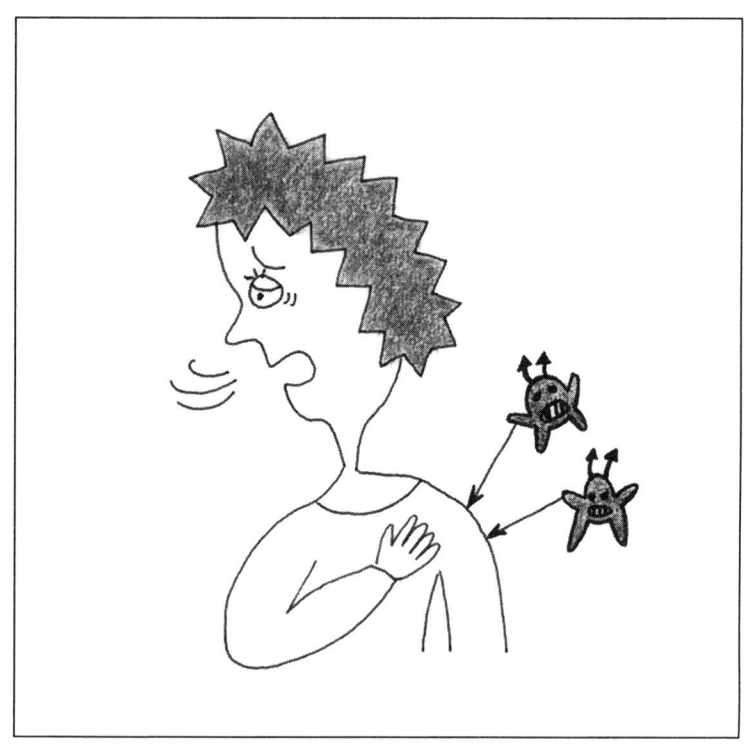

증후군 ⑨

피부질환(皮膚疾患)에 관하여

피부는 열, 추위, 기계적 자극, 화학적 자극, 적외선 등 외부로부터의 여러 가지 자극에 대한 방벽으로 작용해서 몸을 지키고 있다. 그뿐 아니라 유효성분을 흡수하거나 노폐산물을 배출하거나 해서 생리기능 전체의 정상화에도 중요한 역할을 하고 있다.

그 피부자체는 내부에서 분비되는 피지와 땀이 서로 섞여서 생긴 산성의 막(지방막)이 표면을 덮어서 보호받고 있다. 이 지방막은 강한 살균작용을 갖고 있다.

또한 산성이기 때문에 체내의 노폐산물을 스무드하게 밖으로 이끄는 기능이 있다. 그러나 피부생리에 이상이 일어나면 지방막이 얇아지거나 알칼리화하기 때문에 피부의 저항성이 저하되고 반대로 피부표면에 부착한 유해물을 자꾸 자꾸 내부로 끌어들여 버린다.

피부에 장애가 일어났다는 것은 이런 이상 사태가 일어난 것이므로 그저 피부병 등이라며 경시할 수는 없다.

□ 진행성 지장각피증(指掌角皮症)

체질과 중성세제의 독(毒)에 의한 상승작용으로 일어나는 피부질환이다. 가정 주부에게 많다고 해서 주부습진이라고도 한다.

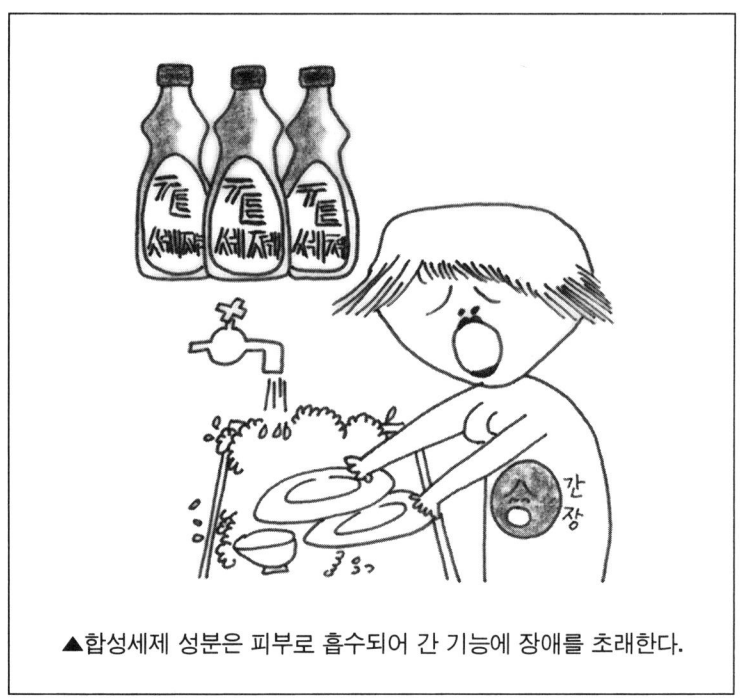
▲합성세제 성분은 피부로 흡수되어 간 기능에 장애를 초래한다.

혈류가 나쁘거나 피부가 거칠어지기 쉬운 체질의 사람이 중성세제를 사용하면 그렇지 않아도 분비부족인 피지가 씻겨 내려가서 각질이 맨살 상태가 된다. 사람에 따라서 증상은 가지각색이지만 손이 버석버석해지고 금이 생기거나 흰좁쌀이 생겨서 껍질이 벗겨지거나 한다.

 이것들은 손가락 선단에 생기기 시작해서 차츰 손바닥 쪽으로 퍼져 간다. 통증은 별로 없지만 심하게 가려워진다.

 합성세제는 원래 유류(油類)를 잘 떨어뜨리도록 만들어져 있기 때문에 인간의 피부를 덮고 있는 지방막도 떨어지는 것은 당연한 일이다.

 더구나 세제성분은 피부에서 흡수되어 혈액속으로 들어온다. 즉 혈액독이 되어 간장기능에 영향을 미쳐 이번에는 내면에서 피부를 약체화시키는 요소가 된다.

 일단 피부장애가 일어나면 세제의 사용을 그만두어도 다른 여러 가지 자극을 받기 쉬운 상태가 되어 있기 때문에 그것만으로 병의 호전은 볼 수 없는 경우가 많다.

 세제를 사용할 때는 고무장갑을 껴야 하며 그것도 피부병을 방비하기 위해 목면 장갑을 낀 위에 고무장갑을 끼는 등의 주의가 필요해진다. 그 이상으로 중요한 것은 피부장애를 일으키기 어려운 체질로 근본적으로 개선하는 것이다.

□ 소양증(搔痒症)

 몸의 여기 저기가 가려워진다. 그 가려움은 주로 피부가 노화했을 경우 병적인 물질이 혈액에 운반되어 피부조직에 작용했을 경우에 일어난다.

 노화현상의 경우는 피부가 얇아져서 한선(汗腺)이나 피지선의 분비가 적어져 버석거린다. 겨울철은 공기가 건조하기 때문에 이 경향은 조장된다. 이런 피부에 의복의 마찰이 가해지면 가려움증이 일어나기 쉬워진다.

병적인 물질이 작용하는 가장 좋은 예는 알레르기성 질환의 경우이다. 알레르기반응으로 생긴 알레르기독이 피부조직에 작용하는 것이다. 그 외 내장의 병으로도 가려움증이 일어나는 예는 적지 않다.

예컨대 당뇨병. 혈액중에 이상하게 많아진 당분이 피부의 감각기를 자극하기 때문이다. 중년의 여성이 하복부에서 음부에 걸쳐 맹렬한 가려움증에 시달리는 것은 대개 당뇨병이다.

마찬가지로 신장병에서는 혈중 요소가, 통풍에서는 요산이, 황달에서는 빌리루빈이 각각 가려움증을 일으킨다. 또한 암이라도 심한 가려움증이 일어나기 쉽다.

이 외 커피나 알콜 등의 자극물의 과잉섭취나 정신적 흥분이 원인이 되는 경우도 있다.

일반적으로는 항히스타민제나 항세로토닌제가 이용되고 있다. 그러나 이것들로 반드시 모든 가려움증이 사라지지는 않는다. 더구나 가려움증을 일으키고 있는 근본원인을 제거하는 것도 아니다.

원인이 되고 있는 병의 치료와 피부의 노화를 막음으로써 피부의 생리, 감수성을 정상화시켜야 한다.

□ 동상

손가락, 수족, 귀 등이 적자색으로 부기가 있고 따뜻해지면 통증이 오는 도저히 참을 수 없는 느낌의 피부질환.

추위가 작용해서 일어나는데 아무리 온도가 내려가도 걸리기 쉬운 체질이 아니면 걸리지 않는다.

동상에 걸리기 쉬운 것은 자율신경기능이 뒤떨어지는 사람. 자율신경기능이 뒤떨어지면 추위에 대한 혈관의 반응이 둔해지고 특히 말초 정맥혈관의 수축작용이 쇠약해져서 마침내는 마비돼 버린다. 그 결과 정맥내에 혈액이 울혈되어서 부어 오른다.

이런 혈관 반응에는 호르몬도 관계하고 있다. 동상이 되기 쉬운 사람은 호르몬 분비의 균형도 나빠져 있다.

동상이 가장 생기기 쉬운 것은 어느 정도의 습도가 있고 기온은 5도에서 10도 사이. 동상이 되기 쉬운 사람이 이 온도 사이에 오랫동안 피부를 노출시켜 두면 간단히 동상이 생긴다.

동상이 심해지면 수포가 생기고 그것이 찢어져서 짓물러 궤양상이 된다. 또한 수족에 붉은 좁쌀알이 생기는 정도의 경우도 있다.

환부의 마사지는 혈액순환을 좋게 하므로 유효하다.

온수·냉수 병용법도 상당히 효과적이다. 30~37도의 물에 약 3분 환부를 담근다. 다음에 곧 찬 물에 1분간 담근다. 이것을 매일 15~30분간 반복해서 실시한다. 그 후 수분을 잘 닦고 콜드 크림을 잘 문질러 발라둔다.

동상이 생기기 쉬운 부위는 잘 건조시키도록 한다.

주부 등은 물일을 할 기회가 많기 때문에 이런 응급 처치를 부지런히 해도 동상이 생기기 쉬운 사람은 반드시 생긴다. 동상이 생기기 쉬운 체질 그 자체를 치료해 가는 이외에 근본적으로 치료하는 방법은 없다.

□ 여드름

피지의 작용이 활발해져서 지방이 모혈에 쌓인 것을 면포(面疱)라고 한다. 이 면포 주위에 화농균이 들어간 것이 여드름이다.

여드름은 젊은이에게 많고 봄에 생기기 쉬운 것은 사실이다. 신진대사가 왕성해짐과 동시에 피지분비도 왕성해지기 때문이다. 그러나 여드름도 너무 많이 생기는 것은 뭔가 문제를 안고 있는 것을 나타낸다. 피부의 생리기능이 불균형해져 있는 것이다.

피지의 분비가 왕성한 나이나 계절이라면 오히려 피부는 촉촉하고 윤기가 나는 것이 사실이다. 그것이 여드름이라는 뾰루지를 만들어 버리기 때문에 생리기능 자체에 문제가 있을 것이다.

실제 여드름 주변은 피부 표면이 굳어져서 유연성을 잃고 있다. 호르몬 작용이 정상이 아니고 피부가 약해져 있다. 따라서 화농하기 쉽다.

또한 여드름을 짜거나 하면 점점 더 악화시키게 되어 좋지 않은 흉터도 남게 된다.

여드름 전용 크림 등도 여러가지 팔리고 있으며 또한 여드름 치료에 비타민제도 사용되고 있지만 눈에 띄는 효과는 거의 없다고 한다.

 생리기능의 왕성함을 배경으로 해서 일어나고 있는 현상이기 때문에 고지식한 대증요법은 의미를 잃는다. 생리기능 본연의 모습 그 자체를 바꾸는 이외에 근본적으로 치료할 방법은 없다.

 현미·채식으로 장을 깨끗하게 하는 것이 우선 조건이다. 고기나 달걀, 백미, 백설탕을 많이 먹고 있으면 변비나 장내의 이상발효가 일어난다. 그로 인해 지방대사가 잘못되면서 여드름이 생기기 쉬워진다.

 마음을 낙천적으로 갖는 것도 매우 중요한 조건이다. 정신적 스트레스는 부신피질에서 남성호르몬 분비를 촉진해서 여드름을 생기기 쉽게 하기 때문이다.

〈피부병 치료에 좋은 식단〉

 비타민 A, 요드, 칼륨을 많이 포함하는 식품은 피부가 건조하고 거칠어지거나, 가려워지는 것을 방지한다. 나트륨을 많이 포함한 식품은 뾰루지를 치료하는 효과가 있다. 칼슘, 규소를 많이 포함하는 식품은 짓무름이나 궤양을 치료하는 작용을 가진다.

 현미·채식을 하고 다음과 같은 민간요법을 아울러서 실시하면 보다 빨리 치료할 수 있다.

 무좀 = 삼백초 뿌리를 5개, 잘 씻어서 갈아 그 즙을 탈지면에 묻혀 매일 잊지 말고 아침 저녁으로 바르면 탁월한 효과가 있다.

여드름＝삼백초를 달여서 차대신 마신다. 삼백초 생잎을 비벼서 짠 즙을 병에 담아 두고 세안 후에 문지르면 큰 효과가 있다. 복숭아 잎을 진하게 달인 즙을 사람 피부의 온도로 해서 세안하는 것도 유효하다.

면포＝팥가루를 밥알과 식초로 반죽해 바르면 효과가 있다. 아플 때는 식초 대신 무우즙을 사용하면 좋다. 사철쑥과 용담(龍膽)을 각각 10g씩 달여서 차 대신 마신다.

가려움증＝매실을 상용한다.

① 머리가 가려운 경우

건성비듬이 많은 사람은 구기자 뿌리 15g을 2컵의 물을 붓고 약 15분 달여서 이 즙을 두피(頭皮)에 잘 비비고 수시간 후에 머리를 감는다. 습성 비듬이 많은 사람은 진한 홍차로 두피를 적신 후에 그대로 말린다. 바로 머리를 감지 않는 편이 좋다.

② 습진에 의한 경우

꿀을 물에 적당히 풀어서 1일 2～3회 환부에 바른다.

③ 두드러기에 의한 경우

양파를 잘라서 환부에 대고 천천히 문지른다.

제 2 부

성인병 예방을 위한 채식(菜食)의 다양한 효능

제 1 장

채식(菜食)은 혈액을 알칼리성으로 만든다

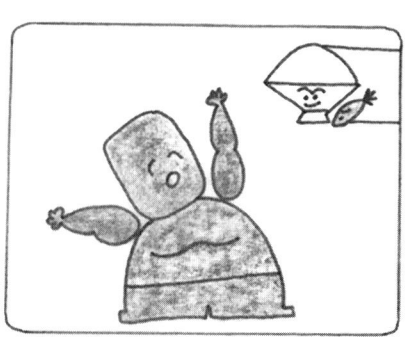

□ 당신의 혈액은 안전한가

'태아성적아구증(胎兒性赤芽球症)'이라는 병이 있다. 이것은 갓 태어난 갓난아이가 특수한 혈액형을 갖고 있어서 방치해 두면 적혈구가 점점 파괴되어 마침내 죽음에 이르게 된다는 무서운 병이다. 이것을 막는 방법은 그 갓난아이의 피를 건강한 사람의 피와 전부 바꿔 수혈하는 것이라고 한다.

육식을 좋아하는 사람의 혈액도 이와 비슷한 것이라고 말할 수 있다. 육식이 미치는 가장 큰 해(害)의 하나는 이렇게 혈액이 받게 되는 해이다. 동물성식품에 의지함으로써 혈액은 인체에 중대한 해를 주는 독성을 많이 함유하게 된다. 동시에 혈액 본래의 작용이 상당히 저해받게 된다. 우리들은 이러한 육식의 폐해로부터 자신을 보호하기 위해서는 우리들의 피를 교체하지 않으면 안 된다.

그럼, 그 혈액의 교체는 어떻게 하면 되는 것일까?

혈액은 우리들의 전신에 빈틈없이 뻗쳐 있으면서 신체 각 부분에 영양분을 보낸다든지, 노폐물을 운반해 온다든지 하는 중요한 역할을 하고 있다.

그것은 마치 생활필수품을 수송하는 교통기관이나 청소차와 같은 것이다.

만일 이 교통기관이 갑자기 운전을 멈춘다면 우리들의 일상 생활은 파괴되어 버린다. 혹은 그 청소차를 운전하는 사람들이 파업에 들어간다면 먼지와 쓰레기 투성이가 되어 질식되어 버릴 것이다. 혈액이 올바르게 그 기능을 다하지 않으면 우리들의 체내에서는 이와 똑같은 사태가 발생할 것이다.

그렇지 않기 위해서는 혈액은 항상 어떤 상태가 되어 있지 않으면 안 되는 것일까? 한마디로 말해서 그러기 위해서는 혈액은 언제나 적당한 알카리성을 지니고 있어야 한다. 즉, 신체기능이 정상으로 돌아가려면 혈액이 언제나 적당한 알카리성을 지니고 있지 않으면 안된다.(편집자 註 ; 산성, 알카리성을 측정할 경우, 보통 pH 라는 단위로 잰다. 이것은 pH 7.0을 중성으로 하여 이보다 pH가 크면 알카리성, 작으면 산성이 된다. 건강한 사람의 혈액은 7.35, 즉 약알칼리성을 나타낸다.)

□ 왜 알카리성 혈액이 되어야 하는가

그런데 이 알칼리성혈액은 어째서 혈액의 기능을 충분히 발휘하게 하고 산성혈액은 그것을 저해하는 것일까? 우리들의 혈액은 92퍼센트가 물이고 나머지 8퍼센트가 아미노산이나 지방산, 포도당, 각종 비타민, 미네랄 등으로 되어 있다.

이 중에서 혈액의 알카리농도를 결정짓는데 중요한 의미를 갖는 것은 미네랄, 칼슘, 칼륨, 나트륨, 마그네슘 등 이른바 '알칼리금속', '알칼리토금속' 이라고 일컬어지는 일련의 무기물이다. 이들 미네랄은 체내에 생기는 산성물질을 중화시켜 중성의 화합물로 만드는 작용을 갖고 있다.

우리들의 정상적인 혈액 속에는 이런 미네랄이 적당하게 배합되어 균형잡힌 약알카리성을 지키고 있다. 그런데 그 영양분이나 에너지원인 단백질이나 지방, 탄수화물이 분해되어 장에서 흡수되어 들어온다.

이것들은 체내에서 분해될 때, 여러가지 산성물질을 만들어 낸다. 단백질에서는 황산과 인산, 지방이나 탄수화물에서는 낙산, 아세트초산, 유산, 초성포도당 등을 만든다. 이러한 산은 강한 자극이 있기 때문에 그대로 체내를 돌아다니면 급성신장염, 급성대장 카타르 등의 원인도 된다.

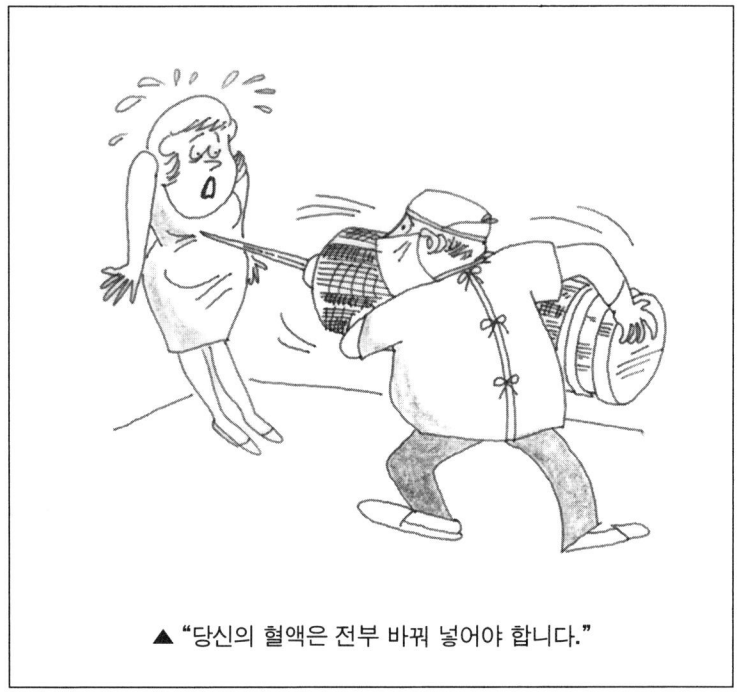

▲ "당신의 혈액은 전부 바꿔 넣어야 합니다."

그래서 이러한 일이 일어나지 않도록 칼슘이나 칼륨 등의 미네랄이 활약하는 것이다. 보통 이러한 미네랄은 혈액 속에서 탄산이라는 약산(弱酸)과 결합한 형태로 존재하고 있다. 결국 탄산칼슘, 탄산칼륨이라고 하는 이른바 탄산염의 형태를 취하고 있다. 그곳에 황산과 같은 강한 산성이 들어오면 예를 들면, 탄산칼슘에서 갑자기 칼슘이 풀려나와 황산과 결합하게 되면 이것은 황산칼슘이라는 중성의 무해한 화합물로 변해 버린다. 동시에 탄산은 탄산가스가 되면서 동시에 생겨난 물과 함께 체외로 배출되는 것이다.

그렇게 하여 체내에 생긴 유해한 산성물질은 혈액내의 미네랄에 의해 체외로 배출되는 것이, 물론 유해한 산성물질이 줄어드는 것과 동시에 이와 합세하여 중성이 된 칼슘은 그 산성물질의 잔해에 달라붙은 채, 체외로 나가 버리기 때문에 당연히 칼슘의 양은 감소한다.

만일 그대로 미네랄이 부족한 상태로 또 새로운 산성물질이 나타난다고 하면 어떨까? 일손이 모자란 미네랄은 새로운 상대를 맞아 충분한 방어를 할 수 없게 된다. 여기서 산성물질을 막아내지 못하면 더욱 육체 깊숙히 침투해 들어가 여러 기관의 기능을 방해하게 되는 것이다.

이처럼 혈액의 가장 중요한 기능인 유해한 물질을 체외로 배출하는 작용이 충분히 이루어지기 위해서는 혈액이 항상 칼슘, 칼륨, 나트륨, 마그네슘이라고 하는 미네랄을 충분히 함유하고 있어야 한다.

□ 채소는 피를 맑게 한다

그럼 이러한 이상적인 혈액 상태를 항상 유지하기 위해서는 어떻게 하면 좋을까? 여기에는 두 가지 대답이 있을 수 있다. 하나는 이러한 미네랄을 충분히 섭취하는 것, 또 하나는 혈액 중에 유해한 산성물질을 다량으로 만들어내는 식품을 가능한 한 피하는 것이다. 물론, 이상적인 것은 이 두 가지가 동시에 이루어지는 음식, 즉 미네랄을 충분히 섭취하면서 산성물질을

• 각종 식품속의 칼슘과 인 함유량

식 품 명	칼 슘	인
우유	100	90
계란	65	230
쇠고기	4	190
돼지고기	4	190
전갱이(생선)	12	200
정어리	80	240
오징어	12	290
왕새우	70	250
말린 정어리	855	692
어린 소나무	170	63
순무	140	42
차조기(채소)	197	76
무우줄기	190	30
파슬리	200	65
현미	10	300

※ 가식부(可食部) 100g 중 mg 수

만들지 않는 음식을 섭취하도록 하는 것이다.

우리들이 매일 먹고 있는 식품은 어느 것을 섭취한다고 하더라도 대단히 복잡한 과정으로 몸에 필요한 영양소가 되어 간다.

그 때문에 무엇이 이상적인 조건에 적합한 것인지, 간단히 구별해낼 수 없다. 하지만 일반적인 관점에서 보았을 때 결국 산성식품을 피하고 알칼리성식품을 섭취하는 것이 중요하다고 하겠다.

식품의 성분분석표 중에는 산성·알칼리성 정도를 명기한 것도 있다. 하지만 그 정도를 측정하는 방법이 아직 충분히 확립되어 있지 않다.

하지만 간편하게 구별하기 위해서 위의 도표와 같이 미네랄 중에서도 가장 대중적인 칼슘과 산성물질을 만들 가능성이 높은 인(燐)을 식품별 대조로 비교하여 보았다.

인은 지나치게 섭취하면 혈액 속에 인산이라는 유독물질을 생성하므로 주의를 요하는 원소다. 대개 이 칼슘을 많이 함유한 식품은 다른 미네랄도 풍부하며 인을 많이 함유한 것은 유황이라든가, 질소라든가 하는 유해한 산성물질을 생성하는 원소를 많이 함유하고 있는 것이다.

결국 칼슘과 인은 각각 알칼리성식품과 산성식품의 이른바 기준이라고 말할 수 있을 것이다.

위의 표에서 알 수 있듯이 칼슘을 많이 함유하고 있는 것은 어린 소나무, 파슬리 등 야채류이고 인(燐)을 많이 함유하고 있는 것은 계란, 쇠고기를 비롯해 모든 동물성 식품이다. 동물성 식품 중에서도 칼슘을 많이 함유하고 있는 것도 분명히 있다. 하지만 여기서 말하는 쇠고기, 말린 정어리에서 대표적으로 나타나듯이 동시에 다량의 인을 함유하고 있는 것이다.

한편 식물성 식품에서 칼슘을 많이 함유하면서 인은 극히 소량만 포함한다는 사항에서도 예외는 있다. 그 예외가 바로 곡류 중의 일부에 있다.

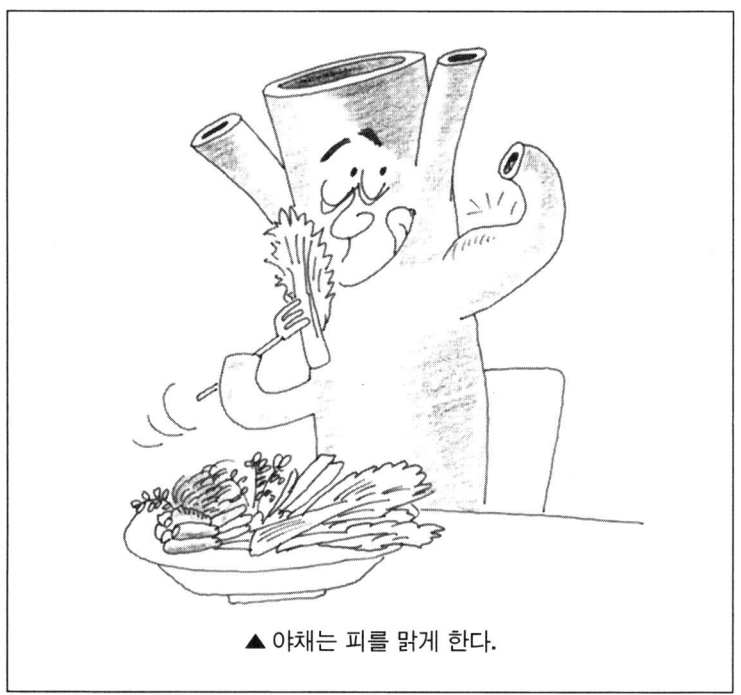

▲ 야채는 피를 맑게 한다.

하지만 곡류는 우리 인간의 주식으로 제외할 수 없는 것으로써 중요한 에너지원이며 성장원이다. 인을 상당히 많이 함유하고 있으면서도 중요한 식품으로서 반드시 섭취해야 하므로 다른 식품, 즉 부식에 있어서는 가능한 많은 양의 미네랄성분을 섭취하도록 한다. 그래서 자칫하면 산성으로 치우치기 쉬운 혈액을 중화하여 이상적인 약 알칼리성으로 유지해야 하는 것이다.

여기서는 미네랄 중에서도 가장 대표적인 칼슘을 기준으로 하여 이야기했지만, 그것은 예를 든 것에 불과하므로 균형잡힌 영양식단을 계획해서 에너지원 공급을 원활히 해줄 필요성이 있다고 하겠다.

또한 모든 미네랄을 풍부히 함유하고 있는 야채를 먹음으로써 혈액 속의 유해한 '찌꺼기'를 말끔히 씻어낼 수 있는 것이다. 정화되어 깨끗해진 혈액은 우리들 신체의 여러 부분에서 그 기능을 십분 발휘하고 100% 회전하여 생기 넘치면서 젊고 건강한 몸을 만드는 것이다.

□ 야채는 먹는 화장품이다

혈액의 상태를 가장 민감하게 느끼고 누가 봐도 명확한 변화를 나타내는 것은 우리들의 신체 표면 전체를 뒤덮고 있는 '피부'라고 하겠다.

'피부는 건강의 척도'라고 하듯이 우리들의 맨살의 변화는 체내의 건강상태를 충실하고 민감하게 반영한다. '거친 피부'라든가 '검버섯', '주근깨' 등이 그 예인데 사람들은 대개 '선천적 체질탓'으로 여기고 체념하고 마는 것 같다.

하지만 피부의 이상이 체질에서 오는 것이라는 것까지 알고 있으면서 왜 그 문제가 되는 '체질' 자체를 생각해 보려하지 않는 걸까?

사실 거친 피부를 개선하기 위해 여러 가지 약품을 찾는다 든지 의사에게 매달린다든지 하는 사람들이 많은데 비해 자신의 체질 자체에 눈을 돌리려고 하는 사람은 적은 것 같다.

피부상태는 혈액의 상태와 밀접한 관계를 갖고 있다. 혈액질의 저하는 그대로 피부질의 저하로 나타난다. 아무리 외부에서 일시적인 수단을 써봐도 효과가 적은 것은 당연한 것이다. 거친 피부나 기미, 주근깨는 피부상태를 개선하는 것에 따라 비로소 근본적인 치료가 가능하게 되는 것이다.

우선, 거친 피부의 주요 원인은 신체의 중요한 신진대사를 담당하는 땀샘 기능의 이상에 있다. 보통 땀에는 약 1.5%의 고형성분이 들어있다. 그 속에는 주로 식염, 요소, 유산 등이 포함되어 있다. 그리고 눈에는 보이지 않지만 끊임없이 분비가 계속되고 있는 땀에 섞여서 이것들의 물질은 피부표면에 배출된다.

그러나 고기를 먹으면 혈액의 산성도가 높아지고 혈액 속의 요소와 유산, 특히 유산의 양이 증대한다. 이 유산이라는 것은 산의 일종으로 민감한 피부의 표면세포에 서서히 조금씩 침투한다.

이렇게 유산이 침투한 피부는 이미 겉보기에도 생기가 없고, 탄력이 없어 보이며 나이 든 얼굴로 보이게 한다. 그리고 급히 찬바람을 맞거나 독물에 닿거나 하면 그 약해진 피부는 갑자기 갈라지기도 하고 염증을 일으키기도 한다.

거친 피부와는 약간 다른 경우이지만 모기나 벼룩 등의 독충에 약한 사람도 다름 아닌 산성혈액을 가진 사람이다. 왜냐하면 독충에 물렸을 때 이 독침에는 의산(蟻酸)이라고 불리는 일종의 산이 포함되어 있다. 우리들이 아픔을 느끼고 가려운 느낌이 드는 것은 이 의산탓이다.

정말로 건강한 사람이라면 혈액이 늘 알칼리성을 유지하고 있기 때문에 주입된 의산을 즉시 중화시켜 피해를 최소한도로 한정시킨다.

그러나 산성 혈액을 지닌 사람은 이 중화작용이 가능하지 않기 때문에 크고 붉게 부어 오르기도 하고, 염증을 일으키는 일조차 있는 것이다.

□ 난산(難産)은 육식을 한 탓이다

미네랄이 부족한 산성 혈액으로 가장 치명적인 피해를 보는 것은 치아와 뼈다. 우리들 인간의 체내의 전체 칼슘량의 86.6%가 이 치아와 뼈속에 포함되어 있다. 그리고 소량의 마그네슘과 함께 인산 및 탄산과 결합해서 존재하고 있다.

이상적인 알칼리성 혈액을 가진 사람의 경우, 이 칼슘은 치아와 뼈를 구성하는 요소에 지나지 않는다. 그러나 혈액이 산성이 되고, 게다가 새로운 미네랄이 보급되지 않으면 그 산성을 중화시키기 위해 이 치아와 뼈를 구성하고 있던 칼슘이 혈액 속에 녹기 시작한다.

치아와 뼈의 칼슘은 혈액이 보통의 방법으로는 중화시킬 수 없을 정도로 산성이 돼버렸을 때, 비로소 파견되는 '예비군'과 같은 것이다.

그렇기 때문에 항상 정상적인 약알칼리성의 혈액을 보유하고 있는 사람은 이 예비군을 소집하지 않고도 해결할 수 있는 사람인 것이다. 그러나 혈액속의 산성물질과 싸우기 위해 새로운 미네랄을 항상 섭취하는 것을 게을리하면 이 치아와 뼈의 예비칼슘이 나오지 않으면 안 되기에 이 때문에 치아와 뼈는 점점 바짝 마르고 약해져 간다.

이 결과, 치아와 뼈는 발육부진이 되고, 충치와 까만 충치가 늘어난다.

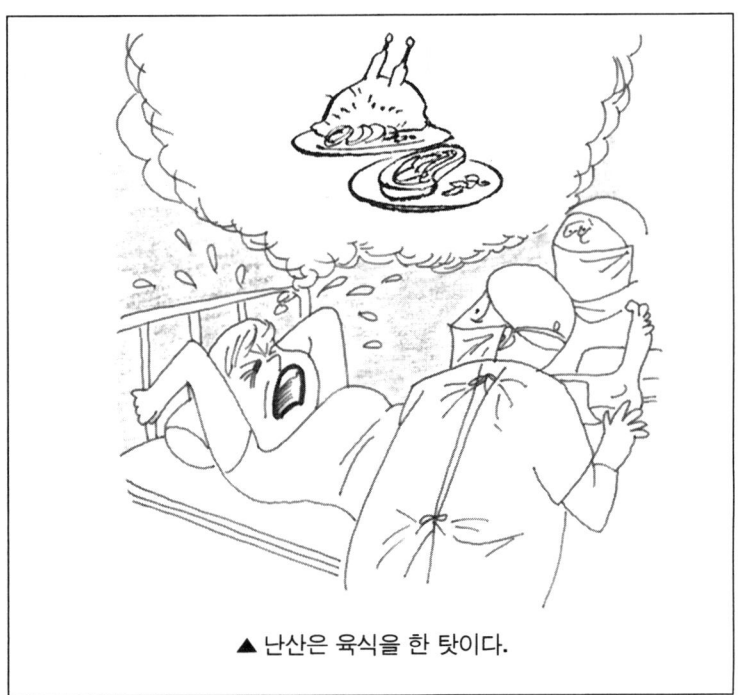
▲ 난산은 육식을 한 탓이다.

골반도 좁아져서 최근에는 젊은 임산부의 분만장애을 일으키게 하기도 한다.

전통적인 채식국인 인도 등에서 소를 죽이거나 동물의 고기를 먹으면 그 소나 동물의 해(害)로 사산을 하거나 난산이 된다는 말이 있는 것은 뜻밖에 이런 이유에서 나온 교훈일지도 모른다.

요즘의 아이들은 철봉에서 떨어진 것만으로 뼈가 부러지고, 길거리에서 넘어지는 것만으로 뼈에 금이 간다고 하는데 이것도 미네랄을 충분히 섭취하지 않으면서 육식을 편식하여서 산성혈액이 만성화한 결과이다.

그렇기 때문에 극단적인 경우 칼슘이 점점 혈액속에 흘러나와 구루병(곱사병)이나 골연화증이 되는 것도 이상하지 않은 것이다.

영국이 자랑하는 문호, 세익스피어는 '선인의 행위는 자신의 뼈와 함께 멸망하지 않는다'라고 말했지만 이 귀중한 명언도 20세기 후반이 돼서 육식문명이 한창인 요즘은 어쩐지 그 의미를 잃고 있는 느낌이다.

□ 몸냄새는 육식동물 특유의 냄새이다

출근길의 만원 전철을 타면 현기증이 날 정도로 온갖 사람들의 몸냄새, 즉 독특한 체취들로 가득하다. 더구나 후덥지근한 여름에는 더 심하다. 이 냄새를 없애려고 강한 향수 등을 사용하게 되면 더더욱 남에게 폐를 끼치는 것이다.

서양인과 한번이라도 함께 지내본 적이 있는 사람이라면 그들의 심한 몸냄새에 난처해진 경우가 있을 것이다. 원래 각종 향수는 육식 위주의 서양에서 생겨난 것이다.

불쾌한 체취중에서도 으뜸가는 것은 '암내'이다. 이 냄새의 원인은 겨드랑이 밑의 땀샘에서 분비된 악취를 가진 땀에 있다.

겨드랑이의 땀샘은 체내의 신진대사의 결과를 가장 충실히 반영한다. 요컨데, 만약 혈액이 충분히 그 혈액내에 발생한 유해한 산성물질을 중화할 수 없는 상태에 있으면 그 산성물질은 그대로 겨드랑이 아래의 땀샘에 많이 분비되는 것이다. 결국

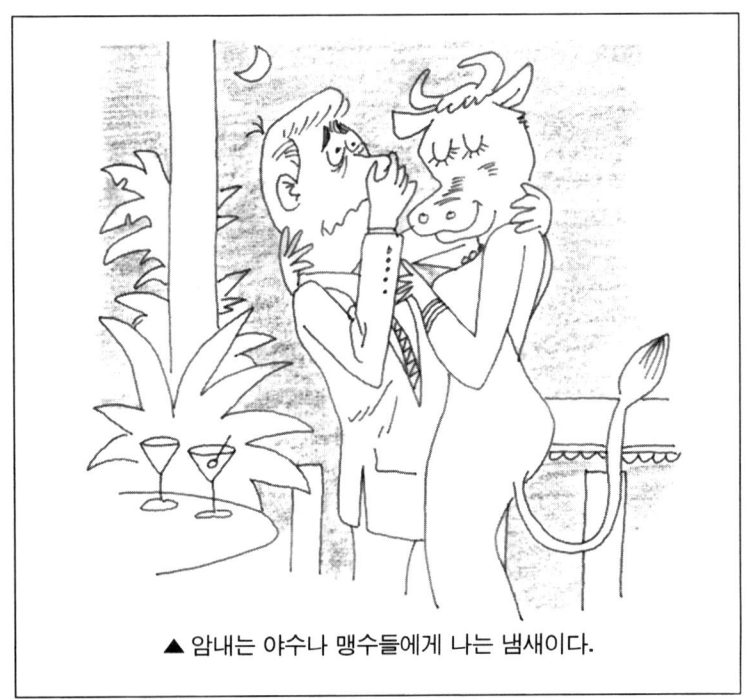

▲ 암내는 야수나 맹수들에게 나는 냄새이다.

혈액이 산성이 되면 체내에 발생한 각종의 유해한 산성물질이 그대로 겨드랑이로 나오게 된다. 지방, 지방산, 콜레스테롤에스텔, 철반응 물질, 그 외에 아직 충분히 중화되지 않은 각종 산이 겨드랑이의 아래의 땀샘에 고여, 그곳에서 악취를 발하게 된다.

정글을 배회하는 사자나 표범 등, 육식의 야수에게는 모두 일종의 독특하면서 심한 체취가 있다. 기린이나 얼룩말과 같은 채식동물은 그들과 같은 심한 냄새를 갖지 않는다. 그것은 적에게 자신의 거처를 알리지 않기 위한 자연적인 지혜인 것이다.

이렇게 몸에서 냄새가 나는 것은 육식 편중에 의한 산성 혈액이 체내에 악취를 발하는 물질을 배출하기 때문이다. 이른바 암내와 체취는 다른 동물의 고기를 먹고 사는 야수의 냄새라고도 말할 수 있는 것이다.

☐ 식생활 습관이 거친 성격을 만든다

세상에는 자주 흥분하는 사람, 난폭한 사람, 신경이 과민한 사람이 있다. 선천적인 성질도 크게 관계하고 있겠지만 같은 사람이 자주 흥분하게 되거나 걸핏하면 화내는 변화는 유전적인 성격에서는 설명할 수 없다.

여성이 생리일에 흥분하기 쉽고, 병자가 특히 신경질을 내는 것 등에서도 그 원인은 체내의 생리적인 이상이 중대한 관계를 갖고 있다라고 생각할 수 있다.

영국의 영상생리학자 아나 카밍그 박사와 F.R 인즈 박사는 성범죄에 관계된 많은 사람의 비행청소년을 상대로 각종 실험적인 식사를 시험해 보았다. 그 결과, 정백되지 않은 소맥분(밀가루)과 생야채에 의한 식사에 의해서 비행청소년들의 충동적인 성격을 고분고분하고 온화한 성격으로 탈바꿈시키는데 성공했다고 한다.

이전부터 동물실험 등에 의해서 식물 중의 미네랄, 특히 칼슘이 신경의 흥분을 진정시키는 작용이 있다라는 것은 보고되어져 있었다.

두 박사의 실험도 칼슘을 많이 포함한 식품에 의해서 인간

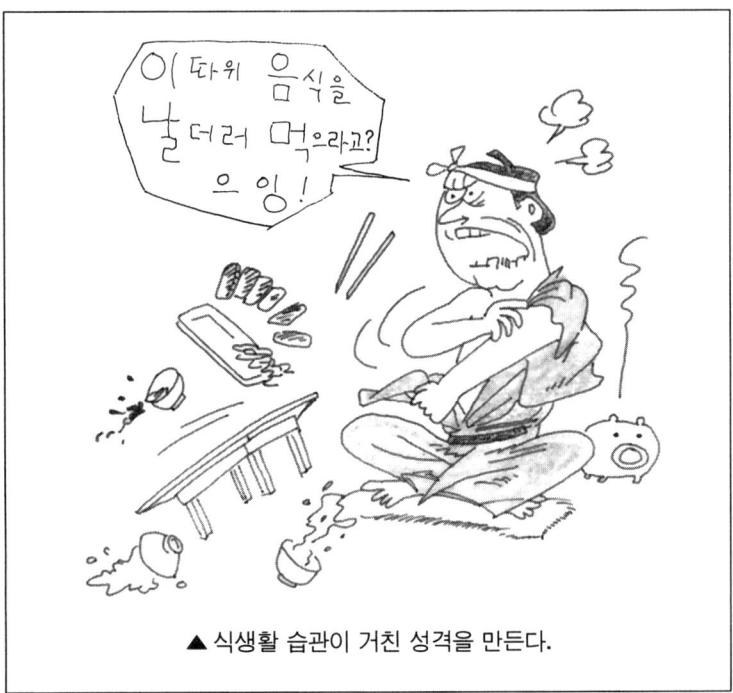

▲ 식생활 습관이 거친 성격을 만든다.

의 신경과민을 진정시킬 수 있는 것을 증명한 것이다.

　이 연구 이후, 영국에서는 비행소년·소녀에게, 특히 칼슘을 많이 포함한 식사를 주는 것이 일상화되어 꾸준하게 성과를 올리고 있다고 한다.

　병자나 생리일의 여성이 항상 흥분하기 쉬운 상태에 있는 것은 체내의 이상에 의해서 평소보다는 다량의 노폐물이 혈액속에 가득차 그것을 배출하기 때문에 자꾸자꾸 혈액속의 칼슘이 소비되므로 칼슘이 부족해져 가기 때문이라 생각할 수 있다.

　아프리카 오지에 사는 마사이족과 키크유족은 서로 이웃인 부락에 살면서 기후 조건도, 지리조건도 똑같은데도 불구하고, 그 성격이 무척 다르다고 한다. 마사이족은 난폭하고 호전적(싸움을 좋아함)이고, 키크유족은 온화하고 우호적이다.

　이 상이함에 주목한 영국의학연구위원회의 조사에 의하면 성질이 난폭한 마사이족은 고기, 우유, 돼지피나 지방으로 만든 쏘세지를 좋아하고, 온순한 키크족은 채식을 좋아한다는 것이다.

□ 당신은 두뇌의 4분의 1 밖에 사용하지 않는다

　머리가 좋게 되고 싶다라는 바램은 인간이 오래 전부터 꿈꾸어 온 가장 큰 소망의 하나였다. 그 때문에 미신적인 요소를 지닌 것과 아울러 구체적인 실천법을 지닌 '머리를 좋게 하는 법'이 무수히 생각되어졌다.

그러나 그 속에는 꽤 그럴 듯하게 보이는 민간요법이나 방법들도 있었다. 또한 보리수 나무 그늘에 앉아 있으면 머리가 좋아진다라든지, 머리를 동쪽으로 향해서 자면 영리하게 된다든지, 아무래도 이성적으로는 믿을 수 없는 것도 있다.

그러한 것 중에서도 비교적 그 효과가 인정된 방법은 구체적인 효과도 모른 채 전래되어 온 음식에 의한 방법이다. 가령, 파를 먹으면 머리가 좋아진다라든지, 밥보다 빵이 머리를 위해 좋다라든지, 화학조미료를 많이 사용하면 머리가 좋아진다든가 하는 것들로 누구나 한번쯤은 들어 봤음직한 것들이다.

이것들은 전부 소박한 경험에 기초를 둔 것이다. 일반적인 사람들이 피부로 느낀 방법과 그 효용에는 무시할 수 없는 실제적인 힘이 있을지도 모른다. 그러나, 과학적으로 봐서 그것들의 효용이 어디까지가 진짜인지를 생각하면 약간 염려가 된다.

이 뇌의 활동(회전)을 과학적으로 연구하려고 하는 것이 대뇌생리학이다. 다른 각 기관과 같이 뇌에도 그 활동의 가장 주가 되는 단위는 세포이다.

오스트리아의 에코노모와 코스키나스라는 병리학 학자의 추산에 의하면 인간의 뇌에는 태어날 때부터 140억개의 뇌세포가 있다는 것이다. 이것은 전세계 인구의 대강 5배의 수에 달한다.

그러나 이 막대한 수의 뇌세포 전부를 항상 총가동할 수 없는 것이다. 어렸을 때는 불과 몇 퍼센트에도 미치지 않는 소수의 세포가 활동하는 것에 지나지 않고 성인이라도 전체의 4분의 1, 결국 25% 내외의 뇌세포가 활동하고 있는 데에 지나지 않는다.

간혹 뇌의 무게가 그 사람의 지적능력의 크기를 표현한다든지, 뇌에 새겨진 주름수가 그 사람의 뇌에 대한 좋고 나쁨을 나타내는 지표로 여겨지기도 한다. 그러나 실제로는 뇌의 전체 무게 등에는 관련이 적고 75% 이상이 자고 있는 뇌세포를 어떻게 더 많이 눈뜨게 할까가 문제이다.

그것과 동시에 활동하고 있는 하나 하나의 뇌세포의 활동을 가능한 한 높이려고 하지 않으면 안 된다.

뇌의 활동(회전)이 좋다는 것은 무엇을 의미하는 것일까? 판단력, 추진력 등이 가장 기초적인 형태는 뇌세포속에서 '이럴까', '아니, 그렇지 않다'라는 '추진력(나아가려는 힘)'과 그것을 '누르는 힘(억제하려는 힘)'의 반복이다. 이 양쪽의 힘이 동시에 커져서 게다가 그 양쪽 사이의 왕복이 빠르게 행해질 때 머리의 회전이 좋아지는 것이다.

뇌세포 속에 이 양쪽의 힘의 근원이 되는 것은 글루타민산이라는 물질이다. 그러나 글루타민산은 원초적인 형태로는 아직 아무런 힘을 갖지 않는다. 여기에 비타민 B_1, B_{12}가 작용하면 앞에 서술한 '진행하는 힘'이 생긴다. 또, 비타민 B_6과 판토텐산이 작용하면 '억제하는 힘'이 생긴다.

여기에서 또 하나 중요한 것이 있다. 이 '억제하는 힘'은 만들어질 때에 그다지 에너지를 필요로 하지 않지만 한편 '진행하는 힘'을 만들 때에는 매우 다량의 에너지를 필요로 한다. 그 때문에 혈액 속의 산소(酸素)를 자꾸자꾸 사용하게 된다.

결국 뇌세포에는 늘 산소를 충분히 포함한 새로운 혈액이 운반되지 않으면 안 된다.

정리해 보면, 뇌가 활발히 움직이기 위해서는 글루타민산, 비타민 B_1과 B_{12}, B_6, 판토텐산, 거기에 충분한 산소를 포함한 혈액이 필요불가결한 조건이 된다.

그런데 이 글루타민산이라는 것은 야채에 포함된 글루타민 화합물과 같은 것인데 이 외에도 콩, 밀가루, 밀기울, 땅콩, 완두콩 등에 많이 포함되어 있다. 이 야채, 두류 외에는 계란, 우유에서 볼 수 있는 정도로 육류에서는 한결같이 결핍되어 있다.

또 비타민 B_1과 B_{12}, B_6, 판토텐산은 어느 것이나 비타민 B의 일종이다. B_1은 쌀의 배아, 생야채, 콩류, 밀기울 등에 있고 B_6은 보리의 배아, 생야채, 누룩 등에 있으며 판토텐산은 생야채, 뿌리 채소류, 효모 등에 포함되어 있어 압도적으로 식물성식품이 우위를 차지하고 있다.

B_{12}는 정제되지 않은 보리나 쌀에 많이 포함되어 있다. 또, 동물성식품인 간이나 조개류에서도 취할 수가 있지만 비프스테이크, 커틀릿 등의 육류에는 거의 포함되어 있지 않다.

그것뿐이 아니다. 이 비타민류는 체외에서 들어오는 경로 외에 장내세균에 의해서 합성된다. 장내세균은 산성에 약하기 때문에 육식과잉의 산성혈액이 체내를 흐르면 충분히 활동할 수가 없게 되어 버린다.

이와 같이 채식 중심의 식생활의 습관이 붙으면 체질 자체가 여러가지로 머리를 좋게 하는 조건이 성립된다. 그래서 뇌세포의 하나 하나에 활발한 활동력을 부여하고 더 나아가서 자고 있던 다수의 뇌세포를 깨워 활동하게 만든다.

□ 지능지수 140의 아이

일본에서 유명한 B씨의 얘기이다. 그는 향년 61세로 자신의 체험을 살려 일본내의 난치병 환자들의 치료에 적지 않은 도움이 되고 있다고 한다. 더구나 B씨는 지능지수가 높은 아들을 두고 있어서 학부모들에게도 큰 관심의 대상이 되고 있다고 한다.

B씨의 아들 Y군이 태어난 것은 B씨가 54세, 부인이 43세 때였다. 부인이 먹었던 음식물도 전부 채식으로, 특히 임신중은 주의를 기울였다. 된장국의 국물맛을 내기 위해 다시마나 멸치를 끓여 우린 국물을 사용했으며 멸치도 그냥 사용한 게 아니라 약간 쪄서 잘 말린 것으로 사용했다.

Y군이 태어났을 때의 체중은 3킬로로 거의 표준체중이었다. 그러나 생후는 감기 한번 걸리는 일 없이 순조롭게 성장해 갔다.

식사는 일반적으로 먹이는 우유, 계란 등을 쓰지 않고 자연 곡류와 야채를 주로 하였다.

유치원에 들어갔을 때도 결코 큰 편은 아니었지만 신체는 매우 건강했다.

다른 아이들은 감기에 걸려서 때때로 쉬기도 하는데 그는 한번도 쉰 적이 없었다. 유치원에 가지고 가는 도시락도 고기,

계란은 없었으며 그저 현미밥과 야채뿐이었다. 그것을 본 같은 또래의 유치원생이나 그들의 부모들은 처음에는 이것으로 괜찮을까 하고 반신반의했었다.

그러나 그의 건강함과 지능의 높이는 점차로 나머지 아이들을 앞지르게 되어 사고방식을 바꾸지 않으면 안 되었다. 지능지수는 140(표준은 90에서 110)으로 다른 아이보다 뛰어나게 우수하였고, 시교육위원회에서 표창도 받았다.

Y군은 현재 초등학교에 들어가서 공부를 하고 있는데 특별히 파고 들어 공부하는 것은 아닌데도 불구하고 성적은 톱 클라스라는 것이다.

□ 저절로 수면시간이 짧아진다

두뇌를 말한 김에 수면시간에 대해서 알아 보기로 한다.

인간은 보통 8시간, 요컨대 하루 3분의 1은 자지 않으면 안 된다고 일컬어지고 있다. 그러나 이것을 일생을 통해서 생각해 보면 실은 인생의 3분의 1을 잠으로 보내는 것이다.

한정된 일생을 이렇게 많이 잔다는 것은 정말로 안타까운 일이라고 하겠다. 거기서 당연히 '단시간 수면'의 요구가 일어나는 것이지만 채식주의자라면 어떤 노력도 없이 극히 저절로 수면시간을 짧게 줄일 수 있다고 하니 참고를 하는데 좋은 예가 될 것 같다.

주로 동양권의 실생활을 소개하는 책을 출판하는 O.W. 인코퍼레이티드의 사장인 미국인, 마젠 마이야씨의 얘기이다.

그는 하루 총 4시간밖에 자지 않는다고 말하는데 그 단시간 수면의 비결을 묻자 다음과 같이 대답했다고 한다.

"술, 차, 물 등을 과음해서는 안 된다. 물론 과식도, 쓸데없는 부담을 신체에 준다. 음식은 녹색의 야채를 중심으로 당근, 양파를 섭취한다. 거기에 하루에 적어도 2번은 현미를 쪄서 몰랑거리게 해서 깨소금을 쳐서 먹는다. 또, 간장도 화학재료가 들어가지 않은 것을 사용하도록 하고 있다."

결국 이것은 채식에 의해서 단시간 수면이 가능하게 되었다는 것이다.

□ 숙면하게 되면 머리속이 깨끗해진다

나폴레옹이 하루에 3시간밖에 자지 않았다는 설은 유명하지만, 전염병학의 권위자이면서 일본의 문화훈장을 수상한 H씨는 12시에 자서 3시에 일어나는 단시간 수면을 실행하고 있다고 한다. 단시간 수면은 유독 나폴레옹의 전매특허는 아니라는 것이다.

이 H씨는 철저한 채식주의자라고 한다.

그가 동경대학을 졸업하고 얼마 안 되어 그는 그의 스승인 E선생에게 채식에 관한 설명을 듣고 큰 흥미를 갖게 되었다고 한다.

그 후로 육류는 일체 먹지 않고 현미 또는 흑빵과 소량의 야채 식사를 매일 계속했다.

야채 중에서도 특히 콩류는 양질의 단백질을 많이 포함하고

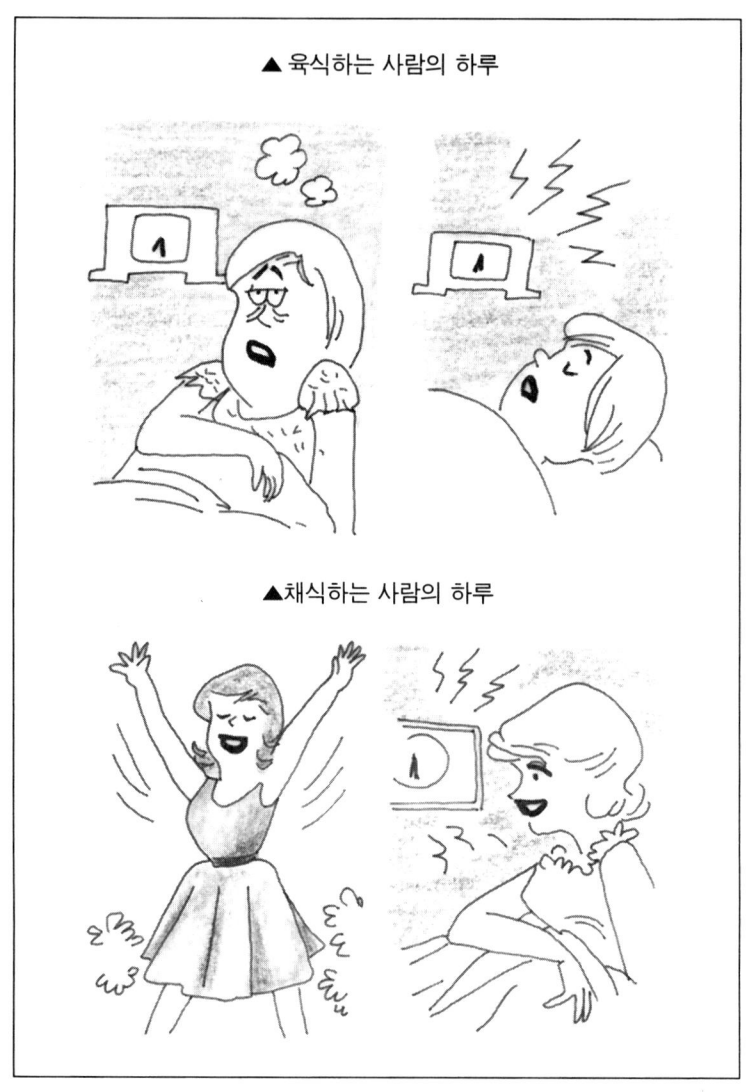

▲ 육식하는 사람의 하루

▲ 채식하는 사람의 하루

있는 점에서 '밭에서 나는 우유'라고 말하면서 특히 귀하게 여긴 것이다.

제 2 부 채식의 다양한 효능 · 243

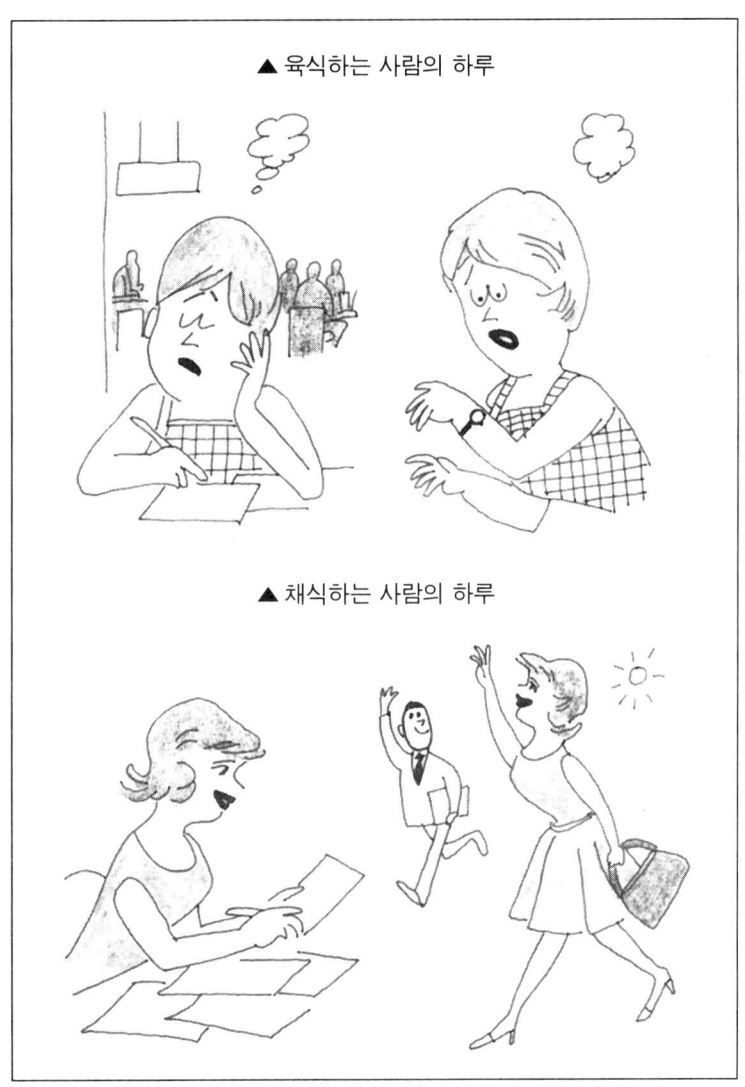

▲ 육식하는 사람의 하루

▲ 채식하는 사람의 하루

그런데 그 H씨가 채식을 시작하고 몇년 후, 독일에 유학갔을 때, 독일인 친구들이 모두들 이상한 듯한 얼굴을 하고 이렇

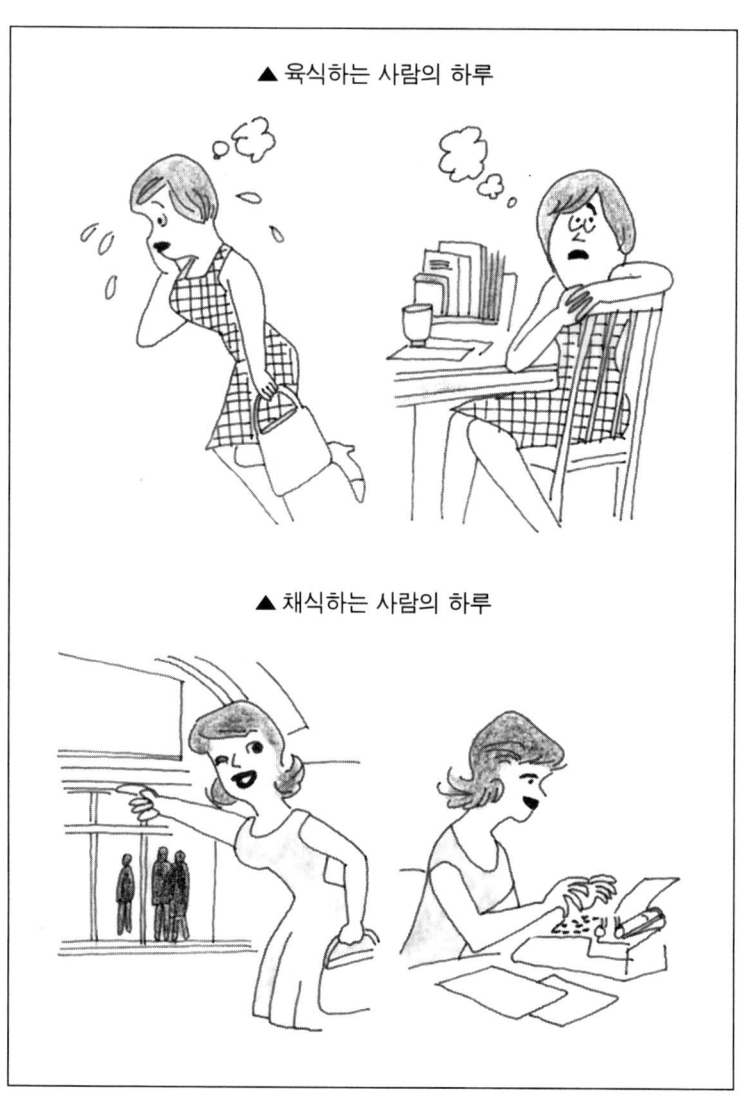

▲ 육식하는 사람의 하루

▲ 채식하는 사람의 하루

게 물었다는 것이다.

"당신은, 도대체 언제 자고, 언제 일어납니까?"

제 2 부 채식의 다양한 효능 · 245

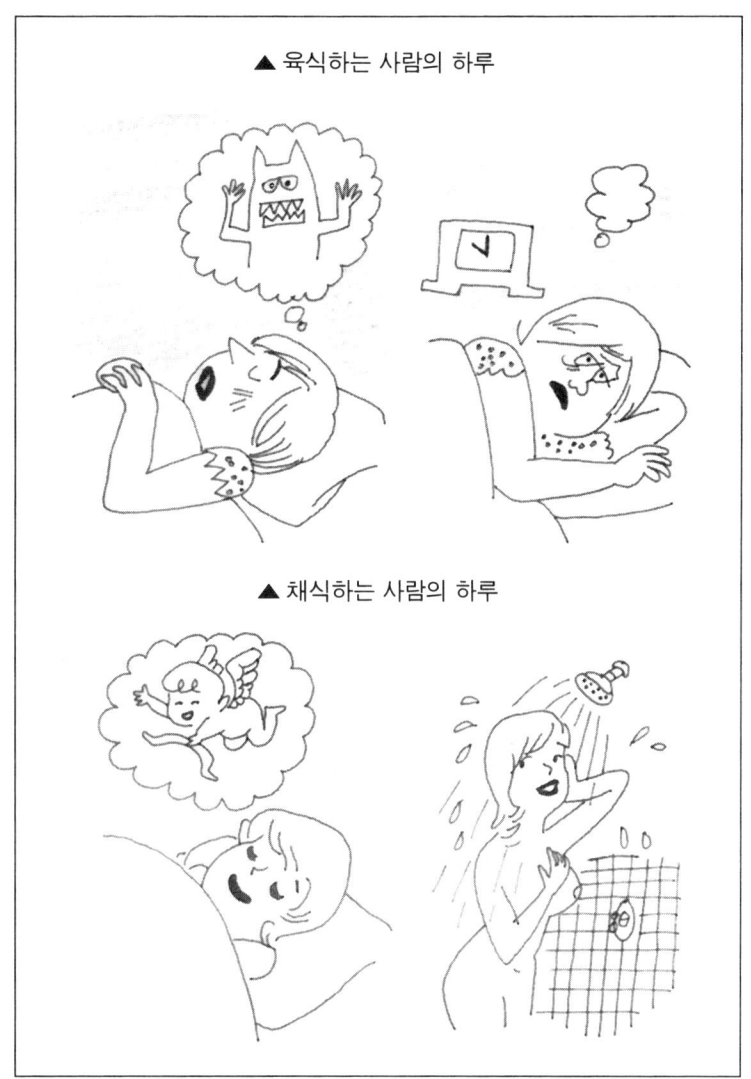

실제, 채식을 시작해서 약 1년째부터 H씨의 수면시간은 자기도 모르게 2시간, 3시간이나 단축되어졌다고 한다.

수면을 짧게 하려고 특별히 의식한 적이 없는데도 불구하고 한번 잠이 깨면, 그대로 충분하게 상쾌한 기분이 되어 하루 종일 특별히 졸립거나 피곤하지 않았다는 것이다.

H씨의 일화로 유명한 것 중의 하나가 '밤기차'에서의 숙면이라고 한다. H씨는 평소 절친하게 지내던 후배와 함께 밤기차를 타고 여행을 가는 길이었는데 기차 안은 사람이 많아 매우 혼잡했다고 한다.

그렇게 복잡한 상황임에도 불구하고 H씨는 후배에게 "나는 좀 자야겠네."하고는 기차의 한 구석에 들어가 자리를 잡고(바닥에) 앉아서 코를 골며 자기 시작했다고 한다.

사람들의 체온과 온갖 냄새로 후덥지근한 그 차 안에서 H씨는 평소대로 꼭 3시간 동안 수면을 취했다고 한다.

피곤에 절어 있는 후배와 달리 H씨는 숙면을 취한 사람의, 매우 밝은 표정으로 하차했다는 것이다.

그렇다면 채식을 할 경우, 왜 짧은 시간의 수면으로 충분할까.

그 이유는 아직 의학적으로 해명할 수는 없지만, 놀랍게도 알칼리성을 유지한 혈액 덕택으로 자율신경의 밸런스가 조정되고, 신진대사가 활발히 되어, 근육과 신경의 피로가 빨리 해소되기 때문인 것으로 풀이되고 있다.

그러나 무엇보다도 수면이라는 복잡한 현상은 이런 간단한 것으로는 설명할 수 없기에 전문 대뇌생리학자들에 의해 진지하게 연구, 검토되어져야 할 문제라고 하겠다.

제 2 장

채식(菜食)으로 비만체질을 개선한다

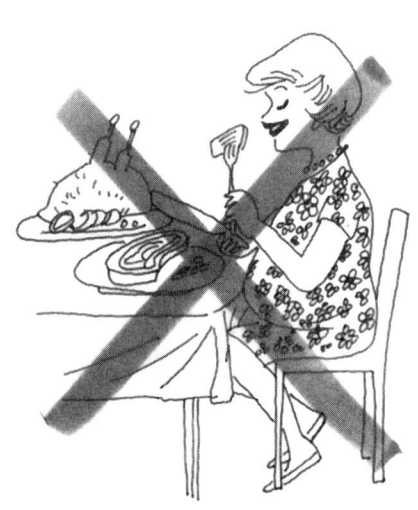

□ 비만이라는 무서운 병

K씨는 5~6년 전까지만 해도 레슬링이나 씨름 선수와 같은 체격이었다고 한다. 그것도 운동으로 다져진 근육이 아니라 지방질이 잔뜩 낀, 둔한 체격이었다고 한다.

옛날 같으면 '사장님 같다'거나 '관록이 있어 보인다' 등으로 높임을 받았을지 모르지만 그러나 현대에는 민첩하고 두뇌 회전이 빠르며 스마트한 남성이나 여성이 고위직으로 급성장하는 추세에 있다.

특히 최근은 스마트한 남성이 인기가 있고, 뚱뚱한 사람은 부인에게서조차 거리낌을 당한다고 한다. 미국의 경영학자 반스 파카드도 '현대의 경영간부는 뚱뚱한 사람보다 마른 사람이 많다'라고 말하고 있다.

비대한 체격의 K씨가 결단을 하고 채식을 함으로써 몸매관리에 성공했던 것은 그의 굳은 의지를 북돋아 준 부인과 아들이 있었던 결과였다.

그렇다면 K씨가 날씬한 몸매를 가꾸려고 생각한 동기는 무엇이었을까? 그것은 바로 '비만은 무서운 병이다'라는 것을 깨달았기 때문이다. 그리고 비만이 병이기 때문에 부인과 아이를 위해 이 병으로부터 회복하려고 생각한 것이다.

비만이 맨처음 타격을 주는 곳은 심장이라고 한다. 비만이란 한 마디로 말하면 덤으로 군살을 신체에 얹어 두고 있는 상태이다. 가령 5킬로그램에서 10킬로그램의 돌을 갖고, 만원전철에서 시달리고 있다고 생각해 보라. 맨 처음 심장이 두근두

제 2 부 채식의 다양한 효능 · 249

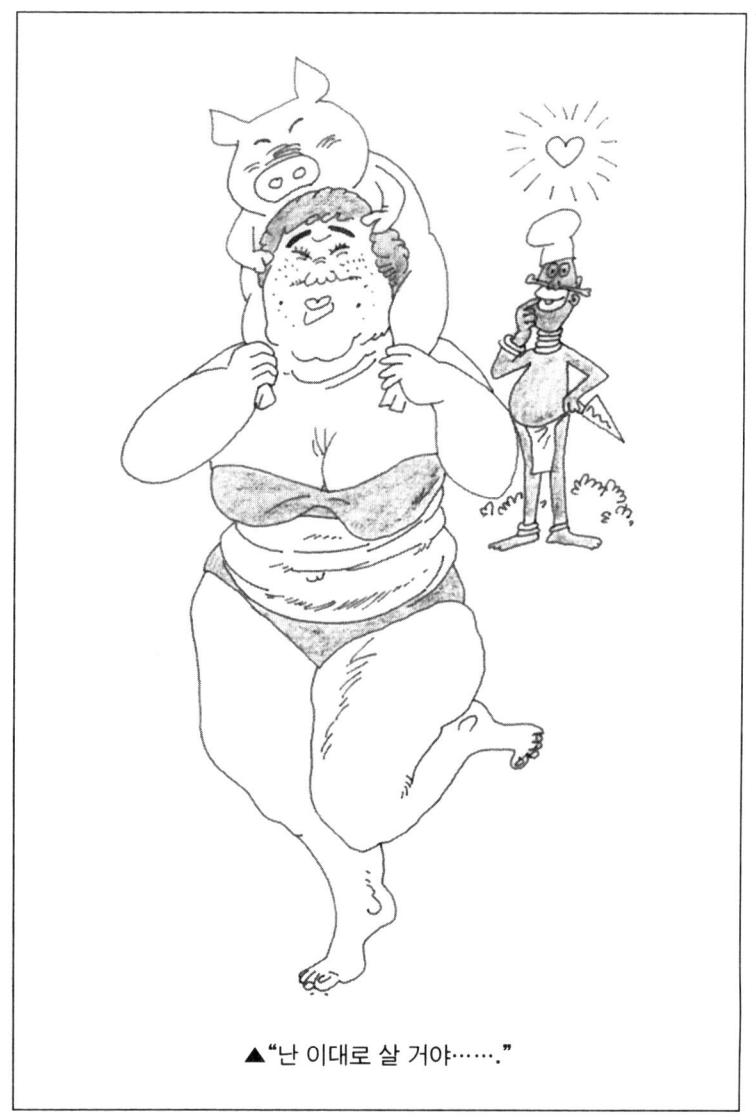

▲ "난 이대로 살 거야……."

근거릴 것이다. 너무 뚱뚱한 사람은 자신은 의식되지 않을지도 모르지만, 매일 정신이 아찔해지는 듯한 부담을 심장에 주고 있는 것이다.

젊은 사람이라면 심장도 그 부담을 견딜 수 있지만, 나이를 먹어감에 따라 점점 부담이 커지고 결국 심장병을 일으키게 된다.

이와 같은 비만은 결코 중년을 넘은 사람만의 문제는 아니다. 젊은층의 체질 저하를 상징적으로 보여주고 있는 것이 최근 도회지의 초등학생, 중학생 사이에서 급격히 늘어나고 있는 비만아이다.

이것은 아이들이 중년화되어 살이 찌는 것이라고 생각하면 틀림이 없다. 그들을 10이라는 수로 친다면 9.9명은 심장이나 혈압이상, 근력저하라는 노화현상을 나타내고 있다.

문밖에서 노는 시간은 적고, 텔레비전에 달라붙어 있는 시간이 길기 때문에 운동부족이 되고, 그들의 칼로리 연소능력은 현저하게 쇠퇴해져 간다. 거기에 부드러운 식사만 하기 때문에 점점 군살이 붙는다.

이 군살은 심장을 압박하고, 운동을 싫어하는데에 박차를 더해 다시 또 살찌는 악순환에 빠지게 한다.

그들은 인생의 정식 출발점시기에 장래 반드시 폭발할 '군살'이라는 시한폭탄을 부둥켜 안아버린 것이다.

중년이 되어 살이 찌는 것에 관해서는 새삼스레 말할 것도 없다. 미국이나 유럽뿐만 아니라 모든 나라의 생명보험회사에서 가장 꺼려하는 것이 비만이다. 수명에 민감한 생명보험회사는 비만이 생명을 축소하는 최대의 원인이라는 것을 가장 잘 알고 있는 것이다.

제2부 채식의 다양한 효능 · 251

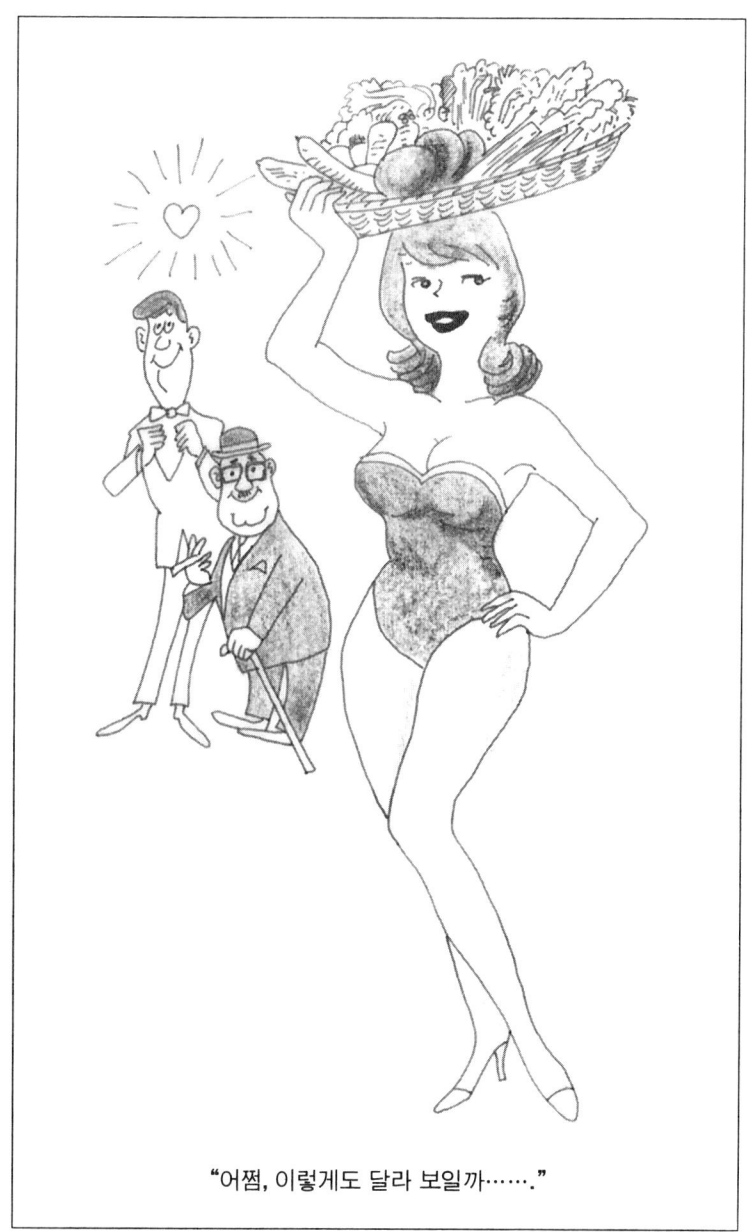

"어쩜, 이렇게도 달라 보일까……."

이것뿐만이 아니다. 비만의 무서움은 당신이 알아차리지 못하는 사이에 한걸음 한걸음 신체를 범하고 있는 것이다.

예를 들면, 당신이 젊은 샐러리맨이나 사무직 여성이라면 하루 일을 끝마칠 때 쯤 그다지 중증의 병에 걸린 것도 아닌데 어깨가 결리고 등·허리가 아프고, 나른하고, 쉬 피곤하고, 집중력이 없어지면서 평상시보다 심한 심장의 고동소리, 숨이 차는 듯한 증상에 괴로워 한 적이 가끔 있을 것이다.

이것들의 괴로움은 노인과 같은 괴로움, 즉 노인병의 예고이다. 노화현상이라고 생각해도 되겠다. 특히, 최근 벨트가 꼭 끼는 듯한 사람은 주의를 요한다.

10대, 20대의 젊은 사람들이 노화현상에 고민하는 것은 6·25 전의 세대들에서는 생각도 못했던 것이다.

또 비만은 단지 병적인 해로움만 주는 것은 아니다. 젊은 여성을 괴롭히는 적이기도 하다. 날씬해지려고 무리한 식사제한과 체질에 맞지 않는 약품을 사용했기 때문에 웃을 수 없는 비극이 일어나는 일도 많은 것이다.

□ 전쟁이 인간을 징수하게 한다?

이와 같은 놀랄 만한 비만은 말할 것도 없이 칼로리의 지나친 섭취가 원인이다. 그런데 요즘 우리나라의 식습관을 보면 서양인의 체격을 지향해서인지는 모르지만 고기나 우유 등의 동물성 지방이나 단백질 섭취에 주력하고 있는 것 같다.

미국이나 선진국들은 오히려 저칼로리 식품을 선호하고 그

제 2 부 채식의 다양한 효능 · 253

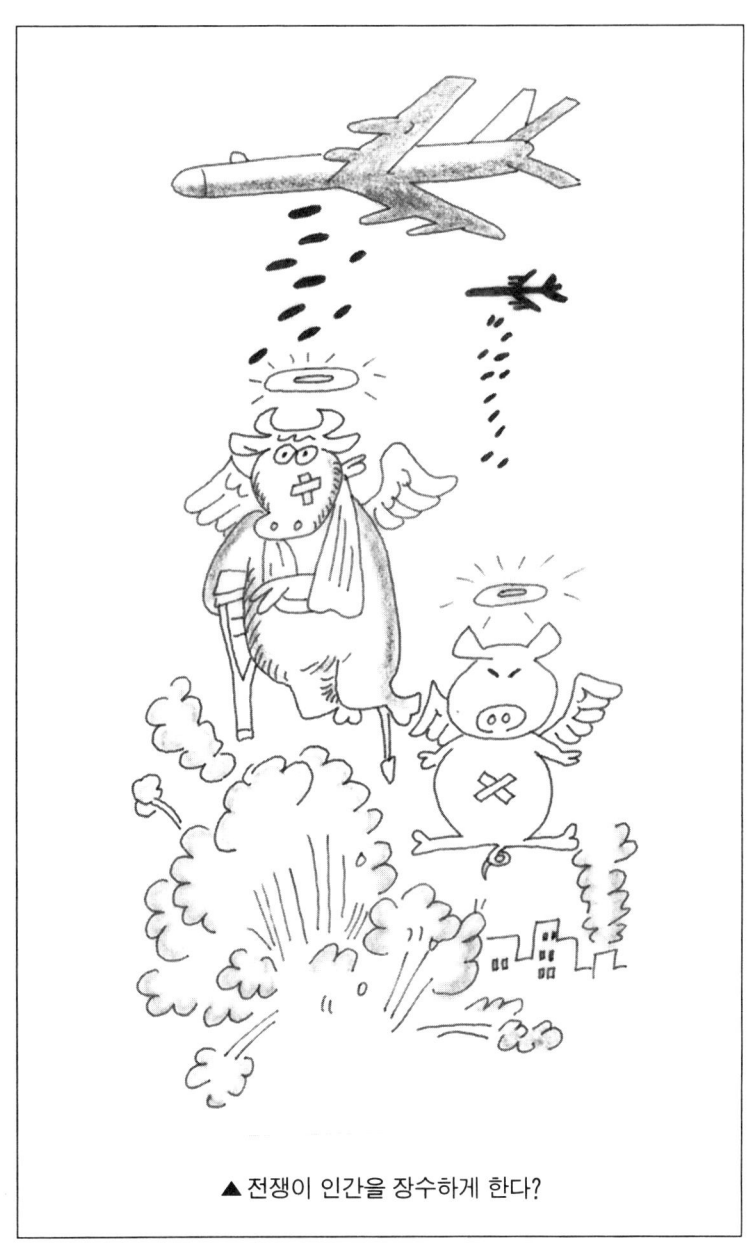

▲ 전쟁이 인간을 장수하게 한다?

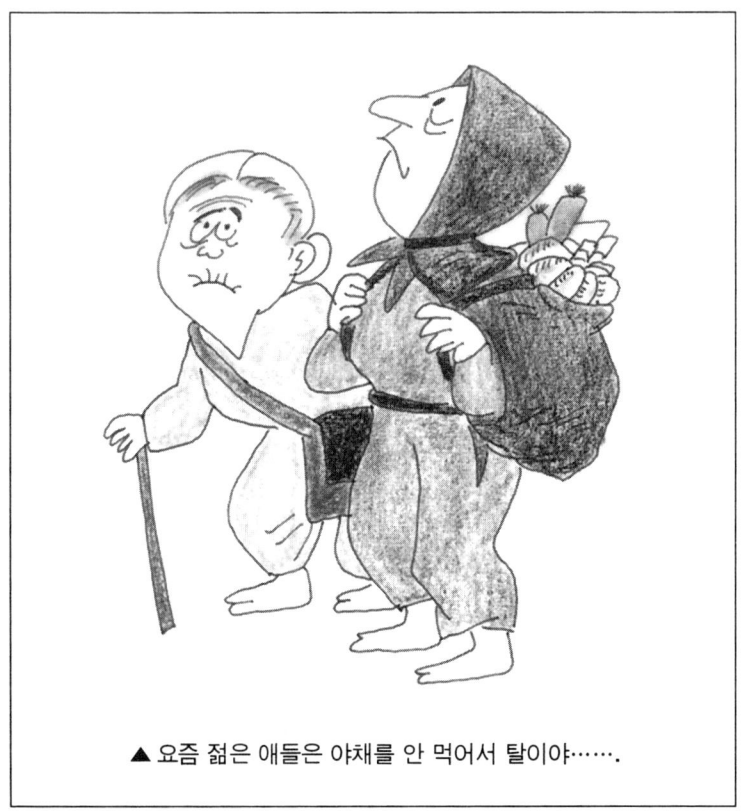

▲ 요즘 젊은 애들은 야채를 안 먹어서 탈이야……

런 식품들이 광고의 대상이 되고 있는데도 불구하고 우리나라에서는 이 '고칼로리의 신화'가 점점 힘을 강하게 하고 있는 것 같은 느낌조차 있다.

그러나 과연 고칼로리가 인간에게 건강을 약속할까? 그렇다면 다음 사실은 도대체 어떻게 해석하면 좋을까.

제2차 세계대전 직후인 1945년에서 1950년경의 유럽에서는 전쟁의 후유증으로 인해 심한 식료품 부족으로 괴로움을 당했다. 버터, 우유, 고기, 계란 등의 소비가 제한되어 1인당 섭취칼로리가 1800칼로리였다고 한다.

그러나 이 시기에 오히려 심장병에 의한 사망자가 급격히 감소했다. 예를 들면, 노르웨이 후생성의 조사에 의하면 전쟁 직전에 비해서 심장병으로 인한 사망자가 도시에서 31%, 농촌에서 22% 가량이 감소했다는 것이다.

또 프랑스에도 전쟁중에 전사한 심장병 사망자가 전후, 다시 전쟁 전의 수준으로 돌아갔다는 통계가 보고되었다.

□ 덩치만 큰 요즘의 고교생들

이런 얘기를 들으면 어떤 사람들은 이렇게 말할지도 모른다.

"그러나 80년대를 지나서 우리나라 사람들이 점차 체격이 좋아진 것은 식생활이 개선되어 고칼로리를 취했기 때문이다."

확실히 70년대 이후에 태어난 세대들은 신체가 커졌다. 그렇게 외형적으로 보면 확실히 체격조건은 좋아졌다.

그러나 속사정을 들여다 보면 외형적 체격조건의 향상과 함께 체질이 향상되기는 커녕 오히려 저하되고 있다.

최근 10대에서 20대의 젊은 사람들 사이에서 늘어나고 있는 노화현상이 이 체질약화를 상징하고 있다.

이렇게 된 배경을 살펴 보면 체중의 증가분은 근육이 된 것이 아니고, 군살이 됐다라고 밖에 생각할 수가 없다. 젊은 여성들도 키가 커지고 몸매관리에 정성을 쏟고 있지만 아름답게 되었다고 말할 수 없는 사람이 늘어났다.

비만을 비롯해 피부가 거뭇해지고 탄력이 없어졌다. 혈색이 좋지 않고 유방이 처지는 등, 신체의 신진 대사가 잘 되어가지 않는 증상이 두드러지고 있다는 보고도 있다. 아울러 그 보고에는 도시에 거주하는 요즘 고교생들의 우려할 만한 체질약화를 이렇게 설명하고 있다.

"현재의 고교생들의 급격한 체질 저하 상태는 놀랄 만한 것이다. 혈액은 불순물을 많이 포함하여서 선명한 색채를 잃고 거무칙칙하고 이상하게 짙어져 있다. 이 때문에 심장은 과도한 부담을 지게 되어 혈관벽에 부착되는 콜레스테롤과 같은 물질이 현저하게 늘어나고 있다. 이것들은 동맥경화, 심장병의 조짐이고, 급하게 말하면 노화현상이다."

동맥경화나 고혈압 등은 노인병이다. 노화현상이 30대, 40대의 한창 일할 때의 사람들과 한창 자랄 때의 초등학생, 중학생들 사이로 넓어져 간다는 사실은 생각해 보면 놀라운 일이다.

☐ 현대인은 칼로리를 지나치게 섭취하고 있다

칼로리 존중주의는 따져 보면 역사적인 숙명이라고 말할 수 있다. 애당초부터 영양학이라는 것은 지구상에서 영양부족을 일소하려고 한 것에서 출발했다.

그것은 먹을 것이 적고 방치해 두면 필연적으로 영양부족이 될 시대에 태어나 자라온 학문이기 때문에 그 본질은 충분히 타당한 근거에 기초를 두고 있다.

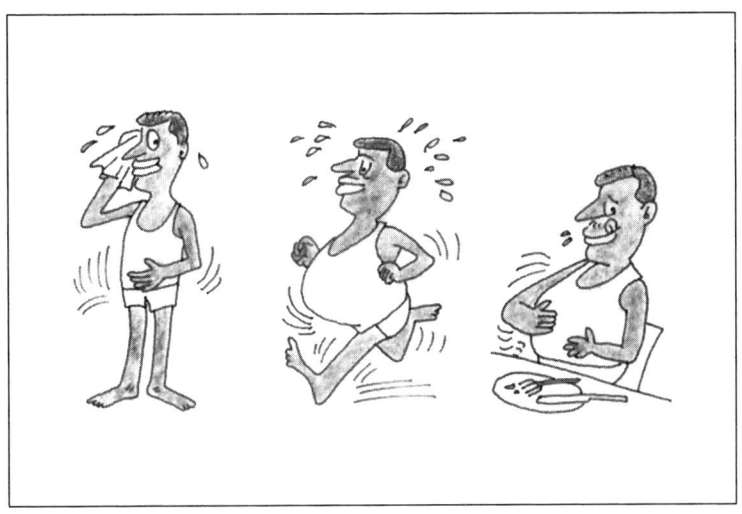

그러나 현대는 모든 점에서 물질이 가득 넘치고 있다. 방치해 두면 영양과다가 될 현대에는 현대의 영양학이 있어야 마땅하다고 생각될 정도이다.

예를 들면 옛날 영양학에서는 20대의 여성을 향해서 하루 2천 4백 칼로리를 취해야 한다라고 가르치고 있다. 그렇지만 동경 올림픽 마라톤 우승자, 아베베선수가 하루 2천4백 칼로리의 식사로 여름철의 찌는 듯한 더운 날씨 아래 2시간을 계속 달렸다. 그렇다면 일반적인 20대 여성들에게 2천 4백 칼로리는 과연 필요할까.

세계 최초로 인간에게 필요한 칼로리를 계산한 것은 독일 뮌헨대학의 호이트 교수라고 한다. 그는 1881년, 다음과 같은 칼로리 학설을 발표했다. 즉, 성인의 하루 영양음식물은 건조

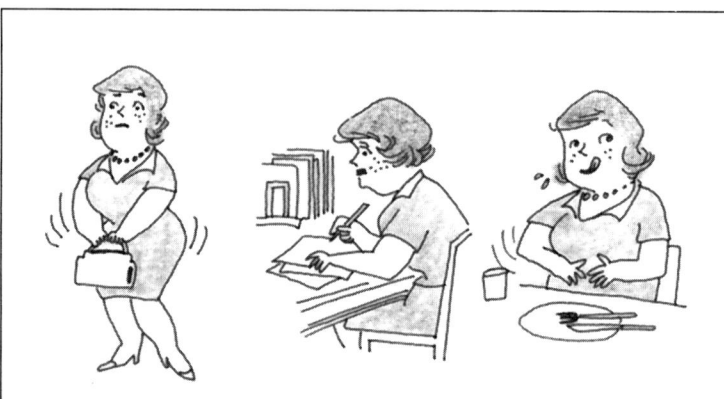

▲ 당신은 동경 올림픽 때 마라톤 우승자였던 아베베 선수와 같은 양의 칼로리를 섭취하고 있다.

단백질 137g, 지방 117g, 탄수화물 352g이라는 것이다.

이것을 칼로리로 환산하면 약 3,070칼로리가 된다. 이것은 육체노동에 종사하고 있는 사람의 필요 칼로리와 맞먹는다. 물론 보통 샐러리맨과 사무직 여성들에게는 너무 많다.

호이트의 이론은 확실히 오늘날에 이르기까지 거의 옳다고 인식되어 온 것이 사실이다. 그러나 그가 지시한 칼로리는 이미 근 1세기가 지난 오늘날에는 통용되지 않게 되었다.

이 1세기 사이에 문명은 급격한 발달을 이뤄 '예전의 10년이 오늘의 1년밖에 되지 않는다'라고 일컬어지고 있다.

노동의 내용이나 환경도 점점 개선되어서 합리화되어 가고 있다. 공장에서는 자동화된 기계들이, 가정에서는 전기제품이 우리들의 근육의 대리역을 하고 게다가 교통기관의 발달은 '걷는다'라는 가장 기초적인 운동까지 불필요하게 해버리는 그러한 시대이다. 이 혜택을 받고 있는 것이 도시의 사무실에서 일하는 사람들이겠지만 말이다.

여름은 냉방과 환기장치를 완비한 빌딩 속에서 외부의 폭염을 잊고 일에 몰두할 수 있도록 고려되고, 겨울은 겨울대로 추위를 거의 느끼지 못하고 지나갈 정도이다.

계산기와 복사기 등 우수한 기계는 복잡한 회계 장부나 산더미처럼 쌓인 서류를 즉시 정리해 버린다. 그리고 인체공학을 응용한 의자는 바쁜 샐러리맨의 신체를 피로에서 지켜 주는 것이다.

그런데 이와 같은 사무직 종사자들은 도대체 어느 정도의 칼로리를 취하고 있을까. 이것은 상당히 어려운 문제이다. 왜냐하면 매일 같은 것만 먹고 있는 사람은 없고, 또 매일 같은 양만 먹는다고 정하고 있지 않기 때문이다.

심한 운동을 했을 때, 집에서 하루종일 뒹굴고 있을 때는 먹는 양도 당연히 다를 것이다. 그러나 이것들의 극단적인 경우를 제외시키면 대강의 칼로리는 계산할 수 있다.

최근, 비교적 정확한 통계지수를 관찰해 볼 수 있는 흥미 있는 자료가 있어 참고적으로 소개하기로 한다. 일본의 노동과학연구소 조사에 의한 대도시 주민의 평균식단, 식사량, 식사 이외의 칼로리원인 과자, 술 등의 소비량을 보면 20~30세의 남자 사무직 종사자는 하루 평균 2,680칼로리를 섭취한다고 하며 18~25세의 사무직 여성은 하루 평균 2,560칼로리를 섭취하는 것으로 나타나 있다.

이 수치는 하루 3번의 식사 외에 몰래 집어 먹는 것, 간식 등도 포함되어 있다.

그런데 같은 노동과학연구소의 노동별 필요 칼로리표에 의하면 사무직 노동자의 경우 가장 가벼운 노동부류에 속하기 때문에 남성은 2,280 칼로리이고 여성은 1,850칼로리로 되어 있다. 이 수치에 의하면 실제 섭취하고 있는 칼로리량과 필요칼로리량 사이에는 400~700칼로리의 차이가 생기는 것이다.

그렇다면 도대체 현대인은 몇 칼로리를 취하면 충분한 것일까. 유감스럽지만 지금까지 연구 보고된 이론들은 약간씩 차이가 있기 때문에 정확하게 말할 수는 없을 것이다. 그러나 위에서 언급한 것과 같이 현대인에게 필요한 칼로리의 양은 예전, 호이트 교수가 발표한 필요량보다는 훨씬 적은 양임을 알 수 있다. 미국의 콜롬비아대학의 샤만 교수도 다음과 같이 말하고 있다.

"칼로리를 많이 섭취하면 좋다는 설은, 오늘날은 통용되지 않는다."

□ 고칼로리를 내는 첫번째가 육류이다

그런데 현대인들을 칼로리 과잉으로 만드는 음식물은 도대체 무얼까. 말할 것도 없이 첫번째로 들지 않으면 안 되는 것이 육류이다. 대표적인 육식품의 칼로리를 들면,

- 민스 커틀릿·큰 것 1개=348칼로리
- 함박스테이크·작은것 1개=230칼로리
- 두껍게 썬 햄 1장=100칼로리

- 닭고기 오븐구이 · 작은 것 한 쪽=230칼로리
- 돼지고기(소태) 두껍게 썬 것 1장=327칼로리
- 포크 쏘세지 · 큰 것 2개=700칼로리
- 사라미(이탈리아식 쏘세지) 3조각=130칼로리

등이다. 고기에 한하지 않는다고 해도 동물성 식품은 일반적으로 고칼로리지만 특히 지방을 많이 포함한 유제품, 계란 등은 칼로리를 많이 섭취하게 하는 것이다. 예를 들면,

- 버터 1센티폭 한 조각=150칼로리
- 우유 한 봉지(묽지 않은 것)=106칼로리
- 치즈 1센티폭 한 조각=80칼로리
- 계란 1개=90칼로리

육식 중심의 식생활을 하고 있는 사람이라면 1회의 식사라도 여기에 든 것 같은 음식물을 한 식품만 먹지는 않을 것이다. 대개는 두, 세 종류를 동시에 먹을 것이다.

가령, 한 끼의 식사 때 버터에 볶은 포크쏘세지 한 개, 두껍게 썬 햄 두 장, 이것에 계란 한 개를 먹었다 하면 이것만으로 약 800칼로리가 된다.

이 800칼로리는 부식, 결국 '반찬'뿐이다. 게다가 주식인 밥, 빵, 혹은 우유 하나라도 더하면 1회 식사로 1,000~1,200칼로리를 쉽게 섭취해 버린다.

이것을 하루에 세 번하기 때문에 육식중심의 식사가 어떻게 칼로리 과잉이 되기 쉬운가를 알 수 있다. 칼로리 과잉에서 벗어날 수 있는 가장 손쉽고 안전한 방법은 고기를 먹지 않는 것이다.

□ 터키탕에 가는 것보다 채식이 건강에 유익하다

복싱선수는 식사량을 줄여서 체중을 줄이고 있다. 그리고 그것으로 규정의 체중보다 넘을 경우는 터키탕에 들어가 땀을 빼 군살을 제거한다. 채식은 이런 무리를 하지 않아도 원래 칼로리 수치가 낮기 때문에 적당한 체중을 유지하기에 효과가 있다. 그러나 그것뿐만이 아니다.

가장 균형잡힌 몸매를 요구하는 직업에 발레리나가 있다. 아무리 운동신경이 발달해 있어도 무대가 삐걱거릴 정도로 뚱뚱한 프리마돈나는 발레에는 어울리지 않는다.

코르사키 발레단의 프리마돈나 M씨는 초등학교 5학년 때부터 모던댄스를 배우고 중학교 졸업과 동시에 발레를 전문으로 하기 위해 지금의 코르사키 발레단에 들어갔다. 그때, 그녀의 신장은 150센티, 체중은 53킬로그램. 그 정도로 비만은 아니었지만 어깨와 허리의 근육이 솟아올라 발레의 길을 깊이 연구하려는 의욕에 불탄 젊은 M씨에게는 자신의 체격이 불만스러웠다.

"40킬로그램까지 줄이지 않아서는 곤란해······."

그렇게 결심한 날부터 M씨는 피나는 절식요법을 시작했던 것이다. 처음은 고기와 야채를 소량씩, 나중에는 쥬스만 먹었고 시일이 더 지나서는 아무것도 먹지 않는 날이 몇일이나 계속됐다.

그렇게 해서 3년되던 무렵에는 그녀의 체중은 53킬로그램에서 45킬로, 40킬로로 계속 내려가 38킬로까지 되어버린 것이다.

 그러나, 아무리 젊다고는 하지만 이것은 무모에 가까운 것이었다. 이윽고 그녀는 자면서도 빈혈을 일으키게 되어 결국에 어느 날 쓰러져 버렸다. 의사는 이 말을 듣고 놀랐다.

 그리고 M씨에게 주어진 새로운 과제는 당연히 먹는 것이었다. 어르고, 달래서 체력을 되돌리기 위한 식사가 시작된 것이다. 우유, 고기, 치즈, 과일…….

 물론, 순식간에 M씨의 신체는 회복했다. 그러나 그것과 동시에 고생해서 없앤 체중이 다시 늘어나기 시작했다. 그 때 M씨는 분함을 삭이면서 이렇게 생각했다.

 "살이 빠진다 해도 역시 마찬가지이다. 그러니 연습을 혹독하게 해서라도 체중을 줄여야 하겠다."

 '이 조건을 충족시켜 줄 것 같은 살빼는 기술은 뭘까?' 하면서 생각하던 M씨의 가슴 속에 떠오른 계획이, 입원 중에 요가 연구를 통해서 안 채식을 시험해 보는 것이었다. 그래서 완전 채식으로 돌아선 그녀는 순조롭게 체중을 줄였다.

 게다가 가장 아름다운 신체가 요구되는 공연때는 40kg까지 손쉽게 뺄 수 있는 단계에까지 이른 것이다.

 M씨는 자신이 습득한 채식 이론에 더욱 궁리를 해서 그것을 'M의 특별 요리'라고 이름붙여 동료들에게 권장하고 있다고 한다.

판권본소 / 사유

자연식 건강요법

2013년 11월 20일 인쇄
2013년 11월 30일 발행

지은이 | 현대건강연구회
펴낸이 | 최　상　일

펴낸곳 | 태 을 출 판 사
서울특별시 중구 동화동 52-107(동아빌딩내)
등 록 | 1973 1.10(제4-10호)

ⓒ2009. TAE-EUL publishing Co.,printed in Korea
※잘못된 책은 구입하신 곳에서 교환해 드립니다

■ 주문 및 연락처
우편번호 100-456
서울 특별시 중구 동화동 제52-107호(동아빌딩내)
전화: 2237-5577 팩스: 2233-6166

ISBN 89-493-0428-7　　　13510